临床中医心血管病学

张 娜 编著

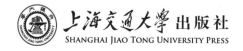

上海交通大学出版社
SHANGHAI JIAO TONG UNIVERSITY PRESS

内容提要

本书以中医整体观念和辨证论治思维为基础，首先总体上介绍了心血管病的理论基础、诊断、治疗、临床应用、预防与调护等内容；然后从概述、病因病机、诊断与鉴别诊断、辨证论治、其他治法等方面系统阐述了常见心血管病及其他系统相关心血管病的临床应用。本书内容详实丰富，语言通俗易懂，以中医学独特的理论体系为指导，切实贴合临床需求，是一本集科学性与实用性为一体的参考书，对提高各级医疗机构中医心血管临床医师的诊疗能力有一定的帮助。

图书在版编目（CIP）数据

临床中医心血管病学 / 张娜编著. --上海 ： 上海
交通大学出版社，2023.12
　　ISBN 978-7-313-29917-8

　　Ⅰ．①临… Ⅱ．①张… Ⅲ．①心脏血管疾病－中医治
疗法 Ⅳ．①R256.2

中国国家版本馆CIP数据核字（2023）第224239号

临床中医心血管病学
LINCHUANG ZHONGYI XINXUEGUANBINGXUE

编　著：张　娜
出版发行：上海交通大学出版社　　　　　　地　　址：上海市番禺路951号
邮政编码：200030　　　　　　　　　　　　电　　话：021-64071208
印　制：广东虎彩云印刷有限公司
开　本：710mm×1000mm　1/16　　　　　经　销：全国新华书店
字　数：226千字　　　　　　　　　　　　印　张：13
版　次：2023年12月第1版　　　　　　　　插　页：1
书　号：ISBN 978-7-313-29917-8　　　　　印　次：2023年12月第1次印刷
定　价：198.00元

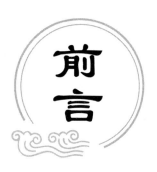

前言

　　心血管病是一类危害性极大的疾病,包括冠心病、心肌梗死、心律失常、心力衰竭等多种类型。这些疾病往往会给患者的生活和工作带来很大的影响,如果得不到及时有效的治疗,甚至可能危及生命。由于社会老龄化和城市化进程的加快、现代人生活方式的改变(如高脂、高盐、高糖的饮食),以及久坐不动的工作、压力大的生活状态等,使得心血管病的危险因素普遍暴露,发病风险急剧攀升。

　　心血管病一直是医学领域的一大难题,因为涉及运送血液的心脏与血管,其生理特性决定心血管病的治疗难度。中医心血管病学是中医学的重要分支之一,因其在防治心血管疾病方面独到见解和良好疗效,在临床得到了广泛的应用和认可。中医学可针对心血管病的病因病机和不同证型进行综合调理,从根本上改善患者的体质和免疫力,促进机体对疾病的自我调节和修复。另外,中医治疗方法具有温和、安全的特点,解决了许多西医治疗方法存在的不良反应多、手术花销大、机体老化承担不了手术等问题。但是,心血管病患者往往病情复杂,治疗难度大,且中医药质量评价体系还不完善等,这些因素限制了中医心血管病学在临床的推广和应用。因此,为了系统总结中医心血管病学的临床研究成果,体现中医治疗优势,本人将大量国内外文献与自身多年临床实践经验相结合,编写了《临床中医心血管病学》一书。

　　本书以中医的整体观念和辨证论治思维为基础,从理论基础、病因与病机、诊断与治疗、预防与调护、现代研究等方面对中医心血管病学进行了系统阐述,重点强调了高血压、心律失常、冠心病等临床常见心血管病的中医诊治要点,并分析了其他系统疾病对心血管的影响。本书突出了中医特色,体现了当代中医治疗心血管病的最新进展,对开展临床和科研工作有一定的帮助,适合各级医疗机构中医心血管临床医师参考使用。

由于心血管病学的基础和临床研究在不断进步,书中不妥之处恳请广大读者批评指正,以便日臻完善。

张　娜

淄博市中医医院

2023 年 5 月

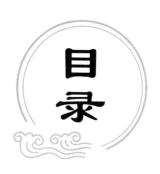

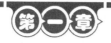

心血管病的理论基础

第一节 中医对心的认识

一、概述

中医学认为,心为五脏之一,并在五脏之中占主导地位,统领其他各脏。其位于胸中,两肺之间,胸膈之上,形似倒莲,裹护于心包之中,外与血脉相连,内有孔窍相通,形成一个密闭循环的管道系统。元代朱震亨《丹溪心法·能合色脉可以万全》:"盖有诸内者形诸外",心的生理特性和联属功能对人体气血运行、脏腑联系、内外沟通、上下贯穿具有重大意义,中医心脏功能的认识是基础理论研究,这为临床辨治心脏相关疾病提供思路和方法。

心的描述,中医古籍中早有记载,《难经·四十二难》中提到:"心重十二两,中有七孔三毛,盛精汁三合,主藏神。"《素问·痿论》中说:"心主身之血脉"。《类经图翼·经络》中说:"心者,君主之官,神明出焉。心居肺管之下,膈膜之上,附着脊之第五椎,是经常少血多气,其合脉也……心象尖圆,形如莲蕊,其中有窍,多寡不同,以导引天真之气……心外有赤黄裹脂,是为心包络。"《周易·系辞上》:"形而上者谓之道,形而下者谓之器。"由此可见中医对心的认识不仅仅停留在解剖的层面上,而是具有特殊功能的生理病理系统。

因此,心除了主人身之血脉外,还具有为君主之官、主藏神的功能,同时涵盖了循环系统和神经系统的部分功能。故在中医古籍中心有"血肉之心"和"神明之心"之别。中医学将精神、意识、思维、情志等精神活动等归属于心,故有神明之心的说法。明代李梴在《医学入门·脏腑》所说:"有血肉之心,形如未开莲花,居肺下肝上是也。有神明之心……主宰万事万物,虚灵不昧是也。"

此外,中医的心也是内联六腑、五官、五液、五体、五志,外联五方、五时、五色、五音、五味等形与神、结构与功能、人体与自然的以心为核心的和谐统一的宏观系统,《素问·六节藏象论》中说:"心者,生之本,神之变也;其华在面,其充在血脉,为阳中之太阳,通于夏气。"《素问·金匮真言论》中说:"南方赤色,入通于心,开窍于耳,藏精于心,故病在五脏。其味苦,其类火,其畜羊,其谷黍,其应四时,上为荧惑星。是以知病之在脉也。其音徵,其数七,其臭焦。"总之,中医学中的心既是人体内的一个有形脏器又是一个功能单位,既主身之血脉,也是人体一切精神活动、脏腑功能的主宰,更是"天人相应"观念下人体与所处环境相应相通的整体概念。

二、心的解剖及形态

(一)心的解剖位置

关于心的解剖部位,在《黄帝内经》《黄帝八十一难经》《医贯》等中医文献中已有较为明确的记载,心是隐藏在脊柱之前,胸腔之左侧,横隔之上,两肺之间的重要脏器。

《灵枢·胀论》第三十五说:"腹中者,心主之宫城也",这说明心位于胸部中间或位于心包内。《素问·平人气象论》第十八说:"胃之大络,名曰虚里,贯副络肺,出于左乳下,其动应衣,脉宗气也。"这说明左乳下方胸壁搏动处是脉宗气的表现,换句话说,即脉搏动的起源点,也就是心尖冲动的部位。《难经·三十二难》指出"心肺独在上"。《针灸大成·脏腑图说》指出"心……居肺下隔上"。《类经图翼》指出"心居肺管之下,隔膜之上"。从以上引述的中医古典著作中可以看出古人关于心位置、心尖冲动部位已有较细致的观察和较正确的认识。

(二)心的形态结构

心脏的外形呈尖圆形,色红,形如未开倒垂的莲花;内有孔窝,外有心包络围护。《素问·五运行大论》说:"其色为赤。"《难经·四十二难》说:"心重十二两,中有七孔三毛,盛精汁三合。"《针灸大成·五脏六腑》说:"心重十二两,中有七孔三毛,形如未敷莲花。"《类经图翼·经络》更具体地说:"心象尖圆,形如莲蕊……心外有赤黄裹脂,是为心包络。"《东医宝鉴》对心图的注释中说:"心形如未敷莲花,中有九空以导引天真之气,神之宇也。"这些记载表明,中医对心形态的描述也是经过实地解剖和观察的。

第二节 心藏象学说

一、藏象的概念

藏象又称"脏象",指脏腑生理功能、疾病变化表现于外的征象。"藏象"一词,首载于《素问·六节藏象论》,内容涉及人体形态结构、脏腑的生理活动和相关的神志活动、形体官窍、自然环境因素等。如《类经·藏象类》注云:"象,形象也。藏居于内,形见于外,故曰藏象。"

"藏"指藏于体内的脏腑与脏腑之气及其运动,包括五脏(心、肺、脾、肝、肾)、六腑(胆、胃、小肠、大肠、膀胱、三焦)和奇恒之腑(脑、髓、骨、脉、胆、女子胞)。由于五脏是人体生命活动的中心,六腑和奇恒之腑可分别统归于五脏的功能范畴,故"藏"实际上是以五脏为中心的 5 个生理功能系统。

"象"指外在的现象和比象。其涵义有二:一指表现于外的生理及病变现象,如《素问·藏气法时论》中的"肝病者,两胁下痛引少腹,令人善怒。"二指以五脏为中心的五个生理功能系统与外界事物成现象相比类所获得的比象,如心气通于夏,"南方赤色,入通于心"等。中医学认为"有诸内,必形于外"。所以,可以通过观察外在的征象来研究内在脏腑的功能活动,探寻其生理及病变规律,即所谓"视其外应,以知其内脏"。一般而言,任何外在的表象都有其内在的依据,而外界环境各种变化与脏腑功能活动也存在着一定的关联性。"藏象"把"藏"与"象"统一起来,集中反映了中医学对生命活动的独特认识方法,即通过"以象测藏"来认识和把握内在脏腑的功能状态。

"藏象"是中医学特有的概念,与脏器的概念不同。在藏象学说的构建过程中,大体解剖与整体观察及"以象测藏"等特殊的认识方法,决定了"藏"的概念是在形态结构基础上又赋予了功能系统所形成的认识。如心"如倒垂莲蕊"之形态及其"主血脉"的功能,无疑主要是通过解剖观察获得的认识;而其"藏神"的功能则是通过整体观察所赋予的。西医的脏器概念主要基于解剖学的器官,其结构以实体性脏器为基础,对功能的认识也是从分析其器官面获得。因此,中医脏腑与西医脏器在称谓上虽大致相同,但其内涵所指却有很大差异。

二、心的生理特性

心位于胸中,在五行中属火,为阳中之阳,与自然界夏气相通应。心为"君主之官""五脏六腑之大主",心为阳脏,主通明,在体合脉,其华在面,开窍于舌,在志为喜,在液为汗。手少阴心经与手太阳小肠经相互络属于心与小肠,互为表里。

(一)心主通明

心主通明,指心脉以通畅为本,心神以清明为要。心脉畅通和心神清明,是心阳的温煦、推动作用与心阴的凉润、宁静作用相协调的结果。心主通明指心脉以通畅为本,心神以清明为要。心位于胸中,在五行属火,为阳中之阳的太阳,称为"阳脏"或"火脏"。心以阳气为用,心阳有推动心脏搏动,温通全身血脉,兴奋精神,以使生机不息的作用。心阳必须与心阴相协调,维持心主血脉与藏神的正常功能,才能使心脉畅通,心神清明。若心阳不足,失于温煦、鼓动,既可导致血液运行迟缓,瘀滞不畅,又可引起精神萎顿,神识恍惚;而心阴不足,失于凉润、宁静,则可导致血行加速与心神不宁,出现心悸、心烦、失眠等症。

(二)心火宜降

人身之火又称"少火",为生理之火,是具有温煦脏腑、养神柔筋作用的阳气。人身之火,有君火、相火之分:心为君主之官,故称君火。相对君火而言,肝、肾为相火。由于肝与胆、肾与膀胱、心包络与三焦具有脏腑表里关系,故胆、膀胱、心包络、三焦从之,亦称相火。

心位于人体上部,其气升已而降。君火暖炽,下行以温肾阳,使人体上部不热,下部不寒,维持心肾两脏的水火阴阳平衡协调。若心阳不能下行资助肾阳,可出现上热下寒、阴阳失调的病证。

三、心的生理功能

(一)心主血脉

心主血脉是指心气推动血液在脉中运行,流注全身,发挥营养和滋润作用。心脉直接相连,互相沟通,血液在心和脉中不停地流动,周而复始,循环往复,如环无端。心、脉、血三者共同组成一个循环于全身的系统,这个系统中,心起着主导作用。因为只有心气能够推动血的运行,使血液流行,脉管搏动,全身的五脏六腑、形体官窍才能得到血液的濡养,以维持生命活动。若心气衰竭,则血行停止,心与脉的搏动亦消失,生命也随之终结。

血液在脉中正常运行必须具备3个条件:首先,脉管必须通畅;其次,血液必须充盈;第三,心气必须充沛。有了这3个条件,血液就能在全身正常运行,3个条件中缺少任何 1 个,都可能产生病变。

脉正常生理功能的发挥必须依靠心脏来完成,首先心对脉的生成发挥有主要作用,低等动物心脏只是脉管的膨大部分,人之心脏连脉,组成的心系,心是脉的中心总司,脉的功能活动都有赖于心的健全。正如《四圣心源》中所说:"脉络者,心火之所生也,心气盛则脉络疏通而条达。"《黄帝内经》中"心系"包括心、心包络、血脉和经络,如《灵枢·邪客》曰:"包络者,心主之脉也"。可见,心外包膜上的脉络即心包络。而血脉即血液运行的通道。《黄帝内经》把络亦称为"脉",血络是血脉的细小分支如网络布散,具有沟通表里、渗灌营卫气血及津血互化,并濡养脏腑筋骨肌肉的作用。如《灵枢·小针解》曰:"节之交三百六十五会者、络脉之渗灌诸节者也";经脉、经络的概念由脉发展而来,指经络系统中的十二正经和奇经八脉。《灵枢·本藏》言:"经脉者,所以行血气而营阴阳,濡筋骨,利关节者也。"心为五脏六腑之大主,通过心包络并藉经络和血脉与其他脏腑相联系。

心主血脉的功能是否正常,可以从面色、舌色、脉象、胸部感觉 4 个方面进行观察。心主血脉功能正常时,面色红润,舌色淡红,滋润而有光泽,脉缓和而有力,胸部舒畅。若心火旺,则面赤舌红,尤其舌尖深红起刺,且破碎疼痛,脉数,心胸中烦热,不易入睡。若心血虚,则面色与舌色皆淡白无华,脉细无力,常觉心悸、心慌。若心脉为瘀血所阻,则面色与舌色均较暗,可出现紫黯瘀斑,脉象涩而不流利,有时可见结代脉。胸前常闷痛,轻者少顷即止,重者可痛得面青,唇舌俱紫,大汗如珠,甚至可导致死亡。

(二)心主神明

神的含义有广义、狭义之分,广义的神是指人体生命活动的外在表现,即"神气",比如人的言语、应答、面色、肢体活动及姿态等;狭义的神是指人的精神、意识和思维活动,包括判断、记忆、推理、综合、分析、灵性、比较、抽象等。心主神明,属于狭义之神的范畴,是指心有统领人的精神、思维及意识活动的作用。藏象学说认为,人的精神、意识和思维活动是在心(包括大脑的作用)的统帅下,并与五脏息息相关。

心主神明的功能主要体现在精神、思维、意识和睡眠等方面。若其功能正常,则可见神志清晰、思维敏捷、精神振奋、睡眠安稳;如出现功能异常,则可见精神萎靡、失眠多梦、健忘迟钝、神志不宁,甚则神昏谵语、昏迷或狂乱。

(三)心主血脉与心主神明的关系

人的神志活动的物质基础是血液,因此"心主血脉"为"心主神志"提供了功能上的物质保障;与此同时,心感知外界信息并做出正确反应的功能,能够促进"心主血脉"功能的正常发挥。如果正常人神思敏捷,则反映出心的气血充足、运行顺畅、神有所养;若见心慌心悸、精神萎靡、失眠多梦等,则反映出心的气血衰弱、心神失养;若见烦躁不安,则反映出患者热入血分、火热扰神。

四、心与形、窍、志、液、时的关系

(一)在体合脉,其华在面

体,即五体;脉,即血脉。心在体合脉,指全身的血脉都属于心,心的搏动推动血液在脉中循行。心其华在面,是指心的气血盛衰可从面部的色泽变化反映出来。这主要是因为头面部的血脉极其丰富,全身的血气皆上注于面。心气血旺盛,则血脉充盈,面部红润光泽。若心(阳)气不足,则见面色㿠白;心血亏虚,则见面色无华;心脉痹阻,则见面色青紫;心火亢盛,则见面色红赤;心阳暴脱,则见面色苍白等。

(二)在窍为舌

心的气血盛衰其功能活动可从舌的变化中反映出来。舌具有主味觉和司语言的功能。心开窍于舌的理论依据主要有4个方面。其一,心与舌体通过经脉相连。《灵枢·经脉》曰:"手少阴之别……循经入于心中,系舌本。"其二,舌体血管丰富,心主血脉,故舌色能反映出心主血脉的功能状态。其三,舌主味觉,心主血脉,心的气血通过经脉上荣于舌,有助于舌发挥鉴别五味的功能。《灵枢·脉度》曰:"心气通于舌,心和则舌能知五味矣。"其四,舌与言语、声音有关,舌体的运动及语言的表达功能依赖于心神的统领。《灵枢·五阅五使》曰:"舌者,心之官也。"由此可见,观察舌的变化可以测知心主血脉及心藏神的功能。心主血脉和藏神功能正常,则舌体红活荣润,柔软灵活,味觉灵敏,语言流利。若心血不足,则舌淡瘦薄;心火上炎,则舌红生疮;心血瘀阻,则舌质紫黯,或有瘀斑;心神失常,则见舌强、语謇,甚或失语等。

(三)在志为喜

喜属于人体对外界刺激所产生的高兴、快乐的情绪心理反应。心的生理功能与喜有关,喜乐愉悦有益于心主血脉功能的发挥,但喜乐过度可使心神受伤,心气涣散。《灵枢·本神》曰:"喜乐者,神惮散而不藏。"心藏神功能异常,如心气不足,神失所养,可见悲忧欲哭;若痰火内扰,心神失常,则可见喜笑不休。《素问·调经论》曰:"神有余则笑不休,神不足则悲。"由于心为神明之主,不仅过喜伤心,五志过极均可伤心,如《灵枢·邪气脏腑病形》曰:"愁忧恐惧则伤心。"

(四)在液为汗

汗是五液之一,是津液经阳气蒸化后,由腠理排于体表的液体。心主血脉,心血充盈,津血同源,血中之津渗出脉外则为津液,津液充足,化汗有源。若汗出过多,津液丢失,则会耗伤心血,出现心悸、胸闷等症。故中医理论中又有"津血同源""血汗同源"之说。此外,心藏神,当情绪紧张、激动或受惊吓时,心神被扰,可见大量汗出,《素问·经脉别论》曰:"惊而夺精,汗出于心。""汗为心液"涵盖了心、血、津、汗之间的复杂生理关系,这些关系亦可反映在病理上。如心气虚,可见气短、自汗;心阴虚,可见潮热、盗汗。汗出过多,也可耗散心气或心血,而见体倦短气、心悸怔忡等病症。

(五)通于夏气

心属火,阳气最盛,因同气相求,故夏季与心相应。一般而言,心阳虚衰者,其病情往往在夏季得到缓解;而阴虚阳盛者,其病情在夏季往往会加重。

五、心与其他脏腑之间的关系

(一)心与肺

心与肺的关系,主要是心主血和肺主气的关系。《难经·二十二难》说:"气主煦之,血主濡之。"但气和血之间,又存在着"气为血之帅""血为气之母"的密切联系。"诸气者,皆属于肺""诸血者,皆属于心",心主血与肺主气的关系,实际上是气和血相互依存、相互为用的关系。肺主宣发、肃降、"朝百脉",是血液正常运行的必要条件,对于心行血有促进作用,符合"气为血之帅"的规律,故又有"呼出心与肺"的说法,这也符合了气舍于血的一般规律。只有血液循环正常,才能维持肺的正常呼吸功能。而推动肺之呼吸和心之搏动两者之间的中心环节,主要是靠积于胸中的"宗气"的作用。宗气具有贯心脉、司呼吸的生理功能,进而强化了血液循环和呼吸之间的平衡与协调,因此,无论是肺失宣肃还是肺的气虚,都会影响心的行血功能,从而导致血液的运行失常、心率的改变、脉象迟涩,出现胸闷,甚或出现舌紫、唇青等血瘀的病理表现。反之,若心气不足、心阳不振、瘀阻心脉等导致血行异常时,也会影响肺的宣发和肃降功能,在病理上出现咳嗽、气促等肺气上逆的现象。以上这些即为心、肺在病理上的相互影响的体现。

(二)心与肝

心和肝在血行方面的关系密切。心主血,肝主藏血。心之血运正常或行血功能正常,则肝有所藏;若肝不藏血,则心无所主,血液的运行功能必然出现失常。人体的血液,通过脾之化生,肝之贮藏,通过心的运行推动到达全身,所以在临床上常会同时出现"心肝血虚"的病证。由于情志所伤,多会化火伤阴,临床上"心肝火旺""心肝阴虚"亦常相互影响或并见。另一方面,心主神志,肝主疏泄。由心所主的人的精神、意识及思维活动亦与肝的疏泄功能密切相关。

(三)心与脾

心与脾的关系主要表现在血液生成及运行方面。心主血,脾统血,脾为先天之本,为气血生化之源,故心与脾的关系甚为密切。若脾气健旺或脾的运化功能正常,则化生血液的功能旺盛,血液充盈,则心有其所主;若脾的统血功能正常,则血行脉中,不逸出于脉外。故在病理上,心脾两脏在以上两方面相互影响:若脾气虚弱,运化失职,则气血生化无源,导致血虚而心无所主;若思虑过度,不仅暗耗心血,且可影响脾的运化功能;若脾不统血,则导致血液妄行,造成心血不足。以上种种,均可形成"心脾两虚"证候,出现心悸、失眠、多梦、眩晕、腹胀、体倦、食少、面色无华等为主要症状的病理变化。

(四)心与肾

心与肾的关系主要表现在:一是心血与肾精之间的依存关系;二是心阴心阳与肾阴肾阳之间的依存关系。从阴阳、水火升降理论来讲,心在五行中属火,位居于上,属于阳;肾在五行中属水,位居于下,属于阴。位于上者,以下降为其和;位于下者,以上升为其顺。所以,中医学认为,心火须下降于肾,肾水须上济于心,只有这样,心肾之间阴阳的生理功能才能协调平衡,称为"心肾相交",也即是"水火既济"。反之,若肾水不能上济于心而凝聚,心火不能下降于肾而独亢,那么,心肾之间的生理功能就会失去协调和平衡,从而出现一系列的病理症状和表现,即"心肾不交"或称为"水火失济"。在临床上表现为以失眠为主症,伴有心烦、心悸、怔忡、腰膝酸软,或女子梦交、男子梦遗等症,多属"心肾不交"。此外,由于心肾阴阳之间的关系密切,若心或肾产生病变,则能相互影响。比如心阴虚,亦可累及肾阴,从而导致阴虚火旺之证;若肾阳虚水泛,则能上凌于心,从而可见水肿、惊悸等"水气凌心"的证候。

(五)心与小肠

心与小肠通过经络构成表里相合的关系。心的经脉,属心而络小肠,小肠的经脉,属小肠而络心,二者通过经脉的相互络属而形成表里关系。临床上常体现在病理方面,如小肠有热,可循经上炎,累及于心,则可见心烦、舌赤、口舌生疮等症;反之,若心有实火,下移于小肠,则可引起尿热、尿赤、尿少、尿痛等症。

综上所述,心与脏腑之间的关系非常复杂,在临床辨证论治过程中需从脏腑五行关系、经络循行络属关系和生理功能等方面加以考虑,方为稳妥。

(六)心与脑

心主神明,脑主元神;心主血,上供于脑,血足则脑髓充盈,故心与脑相通。临床上,脑病可从心论治。

(七)心与脉

心主血脉,心与血脉合而为一个相对独立的血液循环系统。心气充沛,心脏有节律的搏动,则脉道通利,血行正常。心气虚弱,推动无力,则血脉不利,血行瘀滞。心主神明,神驭心气,对心脏的搏动、血脉通利及血液运行也具有调节作用。

(八)心与女子胞

心藏神,女子胞主持月经和孕育胎儿的功能受心神调节。心神内守,心理活动稳定,心情舒畅,是女子月经按时来潮和适时排卵以成胎孕的重要条件。心主血脉,化赤为血,心血充盛,血脉充盈,心气充沛,血脉通畅,对女子胞的功能具有重要的资助和促进作用。若心神不宁或心的气血不足,都可影响胞宫,导致月经失调,甚或不孕。

第三节 中医心血管病学的概念和研究范围

一、概念

中医心血管病学是以中医学基本理论为基础,以中医心的生理特点和病理变化为依据,在继承历代中医学家心病理论和临床经验的基础上,结合现代医学研究成果,系统阐述中医心系病证的病因病机、辨证论治、理法方药、转归和预后的一门临床学科,是中医内科学的重要分支。

二、研究范围

中医心血管病学研究的对象是五脏中的"君主之官"——心,以心"主血脉"和"主神志"功能失调为着眼点,研究的范围包括心系疾病的基本内容、学术概念的诠释和规范、心的藏象理论,以及各种心系疾病的诊断、病因病机、治法、方药、预后和调摄,同时吸收现代医学的最新成果,采用现代科学手段,研究其发病机制、中药药理以达到进一步提高临床疗效的目的。

中医心血管病学是中医学理论的重要组成部分,延续了历代医家研究的临床经验,同时伴随着中医学的整体发展,形成了独特的理论体系,并吸收了现代医学发展的最新成果,丰富了心病学科研究的整体水平。新时代的中医心血管病研究不仅立足于对历代医史医案的文献整理和学术传承,而且在传统中医理论的基础上,采用现代循证医学和分子生物学的研究方法,印证中医学关于心病研究的理论。同时,展开中西医临床研究的学术合作,中医不同流派的学术合作,进一步制定诊疗规范、中医心血管病临床指南和临床研究的疗效评定标准,从而在心血管病发病率不断升高的今天,推广和普及中医药,使中医药在对心血管病的防治方面发挥重要的作用。基于大型循证医学证据和流行病学调查的结果,针对心病中医证型分布、地域因素及中医体质研究也不断取得进展。在心血管介入治疗后的维护、心力衰竭的康复管理、心血管病的心理康复等研究中,中医心血管病学也越来越发挥其不可替代的作用。总之,在广大中医和中西医结合工作者的努力下,中医心血管病学的研究正日益走向中西结合、中西并重之路,其不仅在理论上,而且在临床实践中都取得了丰硕的成果。

第四节　研究中医心血管病学的意义

一、全面总结古今中医心血管病学家的学术思想和丰富经验

纵观中医学发展史,从未中断过与时俱进的发展,中医心血管病的研究当然也不例外。历史上的每一个时代,都有许多成名于世的中医名家,其中不少医家都著有具有其时代特点的医学著作,他们共同铸造了中医学博大精深的知识宝库。通过历代医家的不断努力和探索,心系疾病在中医方面的认识从基础到临床经验都已有了比较完整的理论学说。

心系疾病之"心痛"的病名最早见于马王堆汉墓出土的《五十二病方》,其后的《灵枢·五邪》中也提及,《素问·缪刺论》又有"卒心痛""厥心痛"之称,《素问·厥论》中还提到了"真心痛"。"胸痹"首见于《金匮要略》,后世医家多以"胸痹""心痛"为该病命名。"心悸"在《黄帝内经》中有惊、惕、惊骇等名称,《金匮要略》和《伤寒论》中称"惊悸""心下悸"。宋代《济生方》首次提出怔忡之病名。如

同以上所述,古代不同时代对同一疾病的病名不尽相同,不同时代的医家对前人所记载的古籍进行研究,并总结和统一中医病名,这不仅方便读者阅读,还有助于对中医心血管病诊治的规范化和标准化,这对后人研究中医心血管病具有重要意义。

心系疾病的病因病机早在《黄帝内经》就已有论述。《素问·平人气象论》:"乳之下,其动应衣,宗气泄也。"《素问·举痛论》:"惊则心无所依,神无所归,虑无所定,故气乱矣。"《素问·痹论》:"脉痹不已,复感于邪,内舍于心""心痹者,脉不通,烦则心下鼓",可指出其病因是宗气外泄、心无所依而气乱、心脉不通等。张仲景在《金匮要略》中将胸痛的病因病机归纳为"阳微阴弦",沿用至今。隋朝《诸病源候论》提出"心痛者,风冷邪气乘于心也",认为外感风邪入于心而引起心痛,该书中还指出心悸不安之病机为外感、情志失调,"风惊悸者,由体虚,心气不足,心之府为风邪所乘""风邪搏于心,则惊不自安,惊已,则悸动不定"。明代张介宾《景岳全书》认为心悸由阴虚劳损所致。清代《医林改错》强调瘀血内阻可导致心悸。历代医家对心系疾病病因病机的认识各有所见,本书将对不同时代对各类心系疾病的病因病机的有关记载进行具体描述。

从古至今,对于心系病证治则治法的论述更是不胜枚举。医圣张仲景的《伤寒杂病论》总结了丰富的临床实践经验,对中医学的发展有重大贡献。其中涉及不少有关心系疾病的辨证和用药的论述,如《伤寒论》:"脉结代,心动悸,炙甘草汤主之。"《金匮要略·胸痹心痛短气病脉证治》:"胸痹心中痞。留气结在胸,胸满,胁下逆抢心,枳实薤白桂枝汤主之。"《金匮要略·胸痹心痛短气病脉证治》中提出治疗胸痹以辛温通阳或温补阳气为治疗大法,并创瓜蒌薤白白酒汤等9张方剂,为后世医家所宗法。唐代药王孙思邈所著的《备急千金要方》《千金翼方》总结了唐代以前的临床经验和医学理论,收采方药、针灸等内容,对胸痹、心悸的治疗也提出了自己的观点和看法,如"胸痹引背时寒,间使主之",强调针灸治疗。金元时期不同学派的医家以不同的学术主张及不同的临床经验形成了学术争鸣,也丰富了对本病的治法,组方配伍多以芳香、辛散、温通之品,每与益气、养血、滋阴、温阳之品相互为用。明代《证治准绳》强调用活血化瘀药物治疗死血心痛,开活血化瘀治疗心痛之先河。清代《医林改错》以血府逐瘀汤治疗胸痹心痛,至今沿用不衰。

当代医家在继承中医古代经典理论思想及经验的同时,结合现代医学理论及临床研究方法和手段,不断开拓进取,对中医心系疾病从病因病机到治则治法进行了基础及临床研究,提出了新观点、新理论,并且取得了多项国际化科研新成果,将中医心血管病研究又推向了新的高度。

二、努力反映现代中医心血管病学的新发展、新成就

从 20 世纪 60 年代末开始,中医治疗胸痹、心衰、厥病等疾病的相关研究逐渐增多,到 20 世纪 70 年代以后,中医藏象理论中以"心主血脉,心主神志"的研究、中西医结合对心的证候本质研究、心病的病机病理研究、病证研究及方证合一等治则治法的研究均取得了一定的成果。20 世纪 80 年代以来,随着心脏介入治疗技术的推广及循证医学概念的确立,中医心血管病的研究也走向了运用现代医学研究方法,取长补短,中西融合的发展之路,尤其是随着大型循证医学的证据以及流行病学调查结果的出现,现代医学对心血管病的研究也逐渐进入预防与治疗并重、疾病治疗与身心健康并重的新阶段。因此也更进一步推动了中医心血管病学中"心主脉""心主神志"理论在心血管病预防、治疗和康复中的深化运用。中医心血管病学作为中医内科学中重要的临床学科,其理论与治疗体系也日趋成熟。回顾心血管病学的发展历程,不论从理论上对"心"的功能的认识,还是从实践上对"心病"治疗原则的认识,中医均做了大量相互补充、相互印证的有益研究,中西医学都可谓殊道同归。

研究中医心血管病既包括对前人科学思想的不断继承,更注重开辟新领域,发现新问题,提出新理论,创造新技术。在生命科学迅速发展的现代,随着人类疾病谱和医学模式的转变,全球化中医药的兴起及中医药现代化和国际化要求的不断提高,有关心血管系统的中医学新理论、新成果也不断涌现。

历史悠久的中医学理论和实践体系要适应时代的变化,就应当不断地重新认识、丰富和完善自己,在继承和发扬自身优势和特色的基础上,有所创新,这也是中医新发展的一种内在的本质需求。因此研究中医心血管病,也是一个不断发展的过程,要求我们在继承的基础上不断创新。新时代对心脏病的研究,不管是西医学还是中医学,都逐渐从宏观世界走向更加精微的微观世界,从分子、基因的角度认识心脏病的发病机制。当今研究中医心血管病的重要意义之一就在于让传统的中医药真正走向世界,进入主流医学领域,最终实现与西医相融合,取长补短,共同创立世界新医学。

新时代对中医心血管病学的研究也在不断地完善中,对中医心血管病的认识也有了新发展、新成就。有医家认为瘀血证是引起心脏病的主要原因,血瘀证观点兴起的同时,络病学也有了新的发展和成就。

中医学的新发展不仅表现在新理论的提出,还表现在对古代理论的新认识。

伏邪发病早在《黄帝内经》就有提出,但邪气隐匿机制却长期争论不休,伏邪理论的应用也不断拓展。现代医者也对该理论提出了自己的认识和观点。如有医家提出心病即"毒邪伏于心脉,感而诱发"。中医心血管病学的新发展及新成就还表现在其他多个方面,如对病因病机研究的微观化、对中医辨证分型的标准化、对中医药治疗的规范化等。这些新发展、新成就对于推动中医心血管病研究的发展、提高我国民众的健康水平、增强综合国力和科技竞争力,均具有重要的现实意义。

三、提高中医心血管病学的学术水平

研究中医心血管病学,既突出体现中医特色,又富有鲜明的时代气息,充分展现出其学术内涵源远流长。当今社会经济发展水平提高,科技发展日新月异,医学与多学科之间广泛交叉,国内外医药市场竞争加剧,健康观念、医学模式、医疗市场格局发生了巨大的变化。在这一新的时代背景下,中医药需要在自身原创性优势的基础上,回应新问题,应对新挑战,获取新动力。因此,心脏病的中医药研究需要实现定性与定量相结合,以及在微观、还原基础上的宏观、系统整合,从而推动中医心血管病学的发展、创新,并且勇于在世界生命科学前沿释放自身的创造力。

以整体观念为主要认识方法的中医药学理论,与当代医学、生命科学复杂性和整体性研究的发展趋势具有共通之处。因此,加强中医心血管病学的进一步深入研究,使中、西医药学在各自发展过程中,优势互补,有必要且有可能逐步系统整合。这对于促进医学科学体系创新,探索解决生命科学中的复杂问题具有深远意义。

对心血管病学中医理论的现代运用通过系统归纳,总结整理,为中医心血管病学提供了更多科学依据,提高了中医学术水平,同时也增强了国际影响力。中医作为我国医学的根源,中医心血管病的研究亦是中医发展的重点工作之一。

中医认为心乃"君主之官",心病的诊治在中医学中处于重要的位置。而中医和西医是各自具有独立理论体系的两门医学科学,故其理论特点及研究思路也不尽相同。中医学具有整体观念和辨证论治的理论特点,以辨证求因、审因立法、依法组方、随证加减为研究思路。无论是症状的改善,抑或病患的康复,均有可喜的优势,特别对一些难治性心血管病,如反复发作的不稳定型心绞痛、复杂性心律失常、难治性心力衰竭等,运用中医理论进行辨证治疗,常可得到很可观

的疗效,与西医治疗心血管病可扬长补短,体现各自的优势。随着心血管病在诊断及治疗方法上的进步和发展,中医在医疗活动中担负起重要的角色,承担了多方面的任务。因此,对中医心血管病学进行全面、系统、深入的研究,不仅有助于心血管病学理论的深化和自我完善,而且对提高中医的整体学术水平有极为重要的意义。

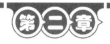

心血管病的病因与病机

第一节 病　　因

一、外感

风、寒、暑、湿、燥、火六者过亢为害则称六淫，六淫和疫毒之气侵犯人体则成外感病。

(一)风

风为百病之长，其性轻扬，善行而数变，具有发病迅速、消退也快、游走不定的特点。临床症见发热、恶风、头痛、汗出、咳嗽、鼻塞流涕、苔薄白、脉浮缓等；或肢体麻木、强直痉挛、四肢抽搐、角弓反张；或皮肤瘙痒。心血管病中风之中经络，或因络脉空虚，或因肝肾阴虚、风阳上扰所致，皆具风泽之特点。

(二)寒

寒为阴邪，易伤阳气，其性清冷，凝滞，收引。寒邪为患，症见恶寒发热、无汗、头痛、身痛、喘咳、苔薄白、脉浮紧等；或手足拘急、四肢厥冷、脉微欲绝；或心悸、胸痛彻背、胸闷气短；或腹痛肠鸣、泄泻、呕吐等。如素体阳虚，心肺气虚，外寒乘虚侵袭，阴寒凝滞，痹阻脉络之胸痛，乃寒邪致病之特点，症见胸痛彻背、胸闷气短、心悸、面色苍白、舌苔白、脉沉细等。

(三)暑

暑性炎热升散，易伤津耗气，又多夹湿，常与湿邪合而为病，临床上常见伤暑、恶热、汗出、口渴、疲乏、尿黄、舌红苔黄或白、脉虚数等，甚至可出现猝然昏倒、汗出不止、气急、口渴，或昏迷惊厥、舌绛干燥、脉濡数等。如酷暑高热之夏，外伤于暑热，热邪气逆，闭塞清窍，热入心包，临床症见神志不清、高热、烦躁谵语、面赤气粗、舌绛而干、脉细数等,暑热伤津耗气,热极风动则抽搐,具有暑邪为患之特点。

(四)湿

湿性重浊,黏滞,易阻碍气机,损伤阳气,缠绵难去。湿之为患,临床上常出现头胀而痛,或头重如裹、胸闷、口不渴、身重疼痛、四肢拘急、小便清长、苔白滑、脉濡或缓弱等症。湿伤关节则见关节酸痛肿胀、屈伸不利等症。内湿为患,或痰湿中阻,清阳不升而出现眩晕;或痰湿内阻,蒙蔽清窍而出现昏迷;或痰湿阻胸阳而出现胸痛等,此皆具有湿邪之特点。

(五)燥

燥性干燥,易伤津液,而且易伤于肺,燥邪致病常见头微痛、恶寒、无汗、咳嗽、鼻塞、舌白而干、脉浮,或身热有汗、口渴、咽干、咳逆胸痛、舌干苔黄、脉浮数等症。燥邪为病有因感受外界燥邪为患之外燥,也有因汗、下太过或精血内夺而致机体阴津亏虚之内燥。根据季节,又可分为秋火、夏火的余气之温燥和秋有近冬之寒气的凉燥。

(六)火

火为阳邪,其性炎上,易耗阴津,生风动血,火与热为阳盛所生,故火热常并称。火邪为患可见壮热、口渴、面红目赤、烦躁、谵语、斑疹、舌红绛、脉洪数或细数等症。如痰火上蒙清窍之昏迷,亦具有火邪之特点。如火热燥爆,灼伤心肝,故可见狂躁、神志不清等症。火热之邪内侵,心火亢盛而出现心胸烦热、不寒、面赤口渴、瘦黄便干、舌尖红绛、脉数有力等症。

二、七情

《素问·阴阳应象大论》云:"人有五脏化五气,以生喜怒悲忧恐。"人的情志活动与内脏有着密切的联系,情志活动必须以五脏精气作为物质基础,外界各种精神刺激只有作用于相关的内脏方可表现出不同的情志变化。心"在志为喜",肝"在志为怒",脾"在志为思",肾"在志为恐",不同的情志变化,对内脏有不同的影响。七情证候均可见内伤杂病,其发病多因外界的刺激,使精神发生变化,以致情志过度兴奋或抑制,从而导致各种病证的发生。情志的异常变化伤及内脏,主要影响内脏的气机,使气机升降失常,气血功能紊乱,常表现为怒则气上、喜则气缓、悲则气消、恐则气下、惊则气乱、思则气结。

(一)过喜

过喜则伤心而气缓,心气涣散不收,故喜伤常见心神不安,或语无伦次、举止失常、心悸怔忡、失眠多梦等症。

(二)过怒

过怒则伤肝,肝之疏泄失常,横逆而上冲,甚至血随气逆,并走于上,蒙蔽清窍而致昏聩,常见情志抑郁,或烦躁易怒、嗳气太息、两胁胀痛等症。

(三)过忧

过忧则伤肺,亦可伤脾,以致气机闭塞不畅,故见情志抑郁、闷闷不乐、神疲乏力、食欲不佳等症。脾伤则后天生化乏源,气血生化不足,心失所养,又可见心悸怔忡、健忘、失眠多梦等症。

(四)过悲

过悲则伤肺,肺气耗损,意志消沉,故见面色惨淡、神气不足、少气懒言、情志抑郁等症。

(五)过恐

过恐则伤肾,肾伤则肾气不固,气陷于下故二便失禁;肾气亏虚,神失所主,故见忧惕不安、欲闭户独处、如恐人将捕之等症。

(六)过惊

过惊则气乱,以致心无所依,神无所附,神气扰乱而常见情绪不宁,甚至神志错乱、语言举止失常等。

在心血管病中情志因素尤为重要,如高血压病每因精神刺激、情志波动而血压升高,甚至出现脑血管意外。又如冠心病心绞痛、心肌梗死等常因情绪激动而诱发。

三、饮食

饮食是人体摄取营养、维持生命的必要条件,是人体后天之本最为重要的来源之一。脾主运化,胃主受纳,脾胃化生运化水谷精微。饮食失宜,损伤脾胃,水谷精微运化失职,导致后天生化乏源而变生诸疾。饮食失宜常表现在饥饱过饥或过饱、饮食不洁、饮食偏嗜。

(一)饮食过饥或过饱

饮食过饥则气血生化乏源,过饱则损伤脾胃,气血不足则机体失常而功能低下,表现为消瘦、衰弱、机体抵抗力低下而多病。饮食伤在胃肠,胃肠气机失常,纳食无权,食物不能及时腐熟运化,故见腹胀痛拒按、恶闻食气、嗳腐吞酸、胸膈痞满、纳食不佳、泻下臭秽、舌苔厚腻、脉滑无力等症。

(二)饮食不洁

进食不洁食物或毒品,则骤伤胃肠,胃肠气机紊乱,故见剧烈腹痛、吐泻交作等症;食物不洁尚可致肠道寄生虫病,如蛔虫、钩虫、绦虫等,表现为腹痛、嗜食异物、面黄肌瘦、肛门瘙痒等症。

(三)饮食偏嗜

饮食偏嗜易引起部分营养物质缺乏或机体阴阳的偏盛偏衰,导致多种疾病。《素问·生气通天论》云:"膏粱之变,足生大疔"。食肥甘厚味者,其血脂常高于正常人。

四、劳逸

(一)过度劳作

《素问·举痛论》云:"劳则气耗"。正常的劳作可以增强体力,抵抗疾病;过度的劳作则耗伤正气,积劳成疾。

1.过度体力劳作

过度体力劳作损伤元气,故症见气乏少力、四肢倦急、嗜卧、懒言、食欲减退、脉缓或浮或细等。

2.劳心太过

劳心太过即思虑过度,则内伤心脾,暗耗阴血,心神失常,故症见心悸、怔忡、健忘、失眠多梦、脉细弱等。

3.房劳太过

房劳太过易耗伤肾精,阴精亏虚,常见腰膝酸软、眩晕耳鸣、精神萎靡等。阴虚阳亢可见骨蒸潮热、盗汗等症;阳气不足可见阳痿早泄、手足清冷等;男子可见梦遗滑精,女子可见月经不调、带下等。

(二)过度安逸

过度安逸也会致气血运行不畅,脾胃运化无力,机体抵抗力低下,临床常见体胖行动不便、动则气喘、心气短、肢软无力、精神不振、饮食不佳等。

五、先天禀赋不足

心血管病因先天禀赋不足者临床上并不罕见。人身之察于父母,父母两精相合即成人之初。由于父母身患疾病,抑或身体虚弱,抑或胎在母腹之中时不适天地之宜,胎儿得不到足够的禀赋或滋养,降生之后,机体功能低下,先天不足以保养后天,故身体虚弱,抗病力差,或身患先天性疾病或缺陷,如先天性心脏病等。先天禀赋不足者,降生之后常身体瘦小,头发稀少,机体代谢能力低下,在婴幼儿阶段常可见"五迟",生长发育迟缓,消瘦,多病,食少,脉虚弱。

第二节 病 机

一、正虚

心之气血阴阳亏虚是心病发生的先决条件,强调正虚者,突出了正气在疾病发生中的重要作用,强调了因虚致痰、因虚致瘀,先虚而导致痰、瘀内生,故《黄帝内经》曰:"正气存内,邪不可干。"正虚包括心气虚、心血虚、心阳虚、心阴虚。

(一)心气虚

心主血脉,心气推动血液,使血液充盈于脉管,并在脉管中运行不止,环周不休,从而把水谷精微运往全身,以濡养组织器官。血属阴而主静,气属阳而主动,血不能自行,必须靠气的推动。心气的盛衰,与心搏的强弱、节律及气血的运行等密切相关,心气充沛才能保证心脏正常的舒缩活动。而心气不足,多因先天禀赋不足,或后天失养,或肺脾肾的脏腑功能失调而致;也可因劳倦过度、七情内伤、久病不复等过多耗损心气而致。

心气虚弱,鼓动无力,心动失常,心神失养,故见心悸;气虚卫外不固,汗为心液,故自汗;因劳累而发,动则气耗,故心慌、气短、乏力;气虚运血无力,气血不足,血失充荣,故面色淡白、舌淡、脉虚。心气虚还可导致多种病理变化,如气虚而机能减退,运化无权,推动无力,可导致血虚、阳虚、生湿、生痰、水停、气滞、血瘀及易感外邪等。

(二)心血虚

血液是供给人体各脏腑形体官窍营养物质的载体,是机体精神活动的主要物质基础,是人体生命活动的根本保证,只有心血的充盛,才能使心主血脉的生理机能得以正常发挥,才能产生充沛而舒畅的精神情志活动。心血耗损过多,主要见于各种出血之后,或久病、大病之后,或劳神太过、阴血暗耗;心血生成不足,可见于脾胃运化功能减退,或进食不足,或因其他脏腑功能减退不能化生血液,或瘀血阻塞脉络,使局部血运障碍,影响新血化生。

心血亏耗,心失所养,故见心悸怔忡、心胸憋闷疼痛;心血亏虚,心神不宁,神不守舍,则见失眠、多梦;血液亏虚不能上荣于头面,故见头晕眼花、健忘、面色淡白或萎黄、唇舌色淡;血少脉道失充,故脉细无力或结代。

(三)心阳虚

心为阳脏,心以阳气为用,心之阳气有推动心脏搏动、温通全身血脉使心脉通畅、心脏搏动有力、生机不息的作用。心主通明,心脉通畅需惹阳气的鼓动和兴奋作用,心阳能兴奋精神,使人精神振奋、神采奕奕。心阳不振常由心气虚发展而来,或由其他脏腑病症波及心阳而成。心阳虚衰则推动无力,阳失温煦则虚寒内生,易夹痰饮、水湿。心阳不足,失于温煦鼓动,血液运行瘀滞不畅,则见心胸疼痛;心阳虚衰,心动失常,则见惊悸怔忡;心阳虚弱,宗气衰少,胸阳不展,故心胸憋闷、气短;阳虚卫外不固,故自汗;阳虚阴寒内生,温运乏力,寒凝而血行不畅,故见畏寒肢冷、手足不温、心区疼痛或胸痛彻背、面色㿠白、面唇青紫、舌质紫黯、脉结代而弱;阳气不足,水饮凌心,则见喘息心悸、眩晕、心下逆满、胸中窒闷、小便不利、水肿等。

(四)心阴虚

正常情况下,心阳靠阴津的滋养、制约而不使其亢奋,以保持平衡。心阳与心阴的作用协调,心脏搏动节律一致,速率适中,脉管舒缩有度,心血才能循脉运行通畅。心阴与心阳作用协调,则精神内守,既无亢奋,也无抑郁。

心肾水火相济,心阴不足,不能滋养肾水,致相火妄动,扰乱心神,则见不寐、多梦、脏躁、心悸等心肾不交之证;心阴不足,阴不制阳,心火亢盛,则见口干咽燥、五心烦热、舌红而干或裂纹、少苔或无苔、脉细数等症。

二、标实

(一)痰饮内生

痰饮因肺、脾、肾、肝及三焦脏腑功能失调,气化不利,水液代谢障碍,津液停聚而成。由于痰饮随气流行,内而五脏六腑,外而四肢百骸、肌肤腠理。因痰饮所致疾病繁多,症状十分复杂,故有"百病多为痰作祟"之说。一旦心阳虚弱,肾气不化,水饮上凌心脉,阴邪上乘,胸阳不展,心脉痹阻,致胸痹、心悸等疾病发作;或过食肥甘厚味,损伤脾胃,脾气不升,可致水湿不化,痰浊内生,蒙蔽清窍,与风、火相合,扰乱心神,引起癫、狂、痫等疾病;或阴虚火旺,热灼津液而为痰,脉道涩滞不畅,心脉痹阻发为真心痛、胸痹等疾病。

(二)瘀血内结

心主血脉,心血失于推动,血行瘀滞,留瘀日久,心气痹阻。主要原因可有多个方面,一是外伤、跌扑及其他原因造成的体内出血,离经之血未及时排出或消散,瘀积于内;二是气滞而血行不畅,以致血脉瘀滞;三是血寒而使血脉凝滞,或血热而使血行壅聚或血受煎熬,血液浓缩黏滞,致使脉道瘀塞;四是痰浊等有形实邪压迫、阻塞脉络,以致血运受阻;五是气虚、阳虚而运血无力,血行迟缓。瘀血内积,气血运行受阻,"不通则痛",则见胸痹、心痛,部位一般固定不移、拒按等;瘀血内停,心脉挛急不通,心失所养,放心悸不安;瘀血阻滞,血液不能上荣,脑失所养,则见头晕不已等;瘀血不去,新血不生,心神失养,故有失眠、健忘等;心气虚而运血无力,脑脉瘀阻,则见半身不遂、口舌㖞斜、舌强言謇或不语;瘀血留滞脑窍,脑络不通,导致脑气与脏气不相连接,神机失用,则见痴呆。脉络瘀阻时,皮肤多干涩、肌肤甲错,面色多黧黑、唇甲青紫,舌象则多见斑点、青紫、舌暗等,脉象则多为弦脉、涩脉、结脉、代脉。

(三)寒凝心脉

寒邪侵袭,胸阳被遏,凝滞气机,血行不畅,发为心病。《素问·调经论》曰:"寒气积于胸中而不泻,不泻则温气去,寒独留,则血凝泣,凝则脉不通。"阴寒凝滞,阳气不运,气机痹阻,故猝然心痛如绞,或心痛彻背、背痛彻心,遇风寒则加重;胸阳不振,心失温养,动则耗气,故心悸不安、胸闷气短、形寒肢冷;严重者可导致心阳暴脱,见疼痛剧烈、持续不解、汗出肢冷、面色苍白、唇甲青紫、脉微欲绝,可发生猝死。

(四)火热扰心

素体阳盛,由于饮食不节,纳运不及,聚湿成痰,蕴而化热,或五志化火,鼓动阳明,热扰心神,轻则心烦失眠,重则神志狂乱而见胡言乱语、哭笑无常、狂躁妄动、打人毁物,故《河间六书·狂越》认为:"心火旺则肾水衰,乃失志而狂越也。"热入营血或邪热内迫,灼热伤津,煎熬致瘀,血脉运行不利,热壅血瘀,发为胸痹心痛。火热过盛,酿生浊毒,败坏形体,损伤脑络,发为癫痫、痴呆。

(五)气滞心胸

肝失疏泄,气机郁滞,心脉不和,故心胸满闷,隐痛阵发,且善太息;或肝郁不解,气郁痰结,蒙蔽心窍,故抑郁、呆滞或语无伦次;或气郁化火、上扰心神则不寐多梦,甚则彻夜不眠,急躁易怒;甚则引动肝胆木火上升,冲心犯脑,神明昏乱,则突然狂躁无知,骂詈不避亲疏,毁物打人。

三、他脏之病影响于心

人体各脏腑之间,即脏与脏、脏与腑、腑与腑之间,以精、气、血、津液为物质基础,通过经络的联络作用,相互之间密切联系,构成一个有机联系的整体。它们在生理上相互制约、相互协同,既分工又合作,共同完成各种复杂的生理功能,以维持正常的生命活动,因此发生病变时,它们之间亦相互影响。

(一)心与肺

心肺同居上焦,心主血而肺主气,心主行血而肺主呼吸,两者相互协调,保证气血的正常运行。肺朝百脉,助心行血,血液的正常运行需依赖心气的推动,亦有赖肺气的协助。肺气虚弱,呼吸功能减弱,失于宣降,则气短而喘;宗气亏虚,气滞胸中,则胸闷;肺气虚卫外不固,则自汗;动则耗气,加重气虚程度,故活动后诸症加剧;肺气壅塞,行血无力,心血瘀阻,则见胸痹;舌淡,脉弱或结或代,为心肺气虚之征。

(二)心与脾

心主血而脾生血,心主行血而脾主统血。血液供养于脾以维持其正常的运化机能,脾气健旺,血液化生有源,以保证心血充盈。血液在脉中的正常运行,也依靠脾气的统摄以使血行脉中而不逸出脉外。若脾虚失于健运,化源不足,或统摄无权,均可导致血虚而心失所养。脾虚气弱,运化失职,水谷不化,则面色萎黄、倦怠乏力;脾气亏损,气血生化不足,心失所养,心神不宁,则心悸怔忡、失眠多梦、头晕健忘;脾虚不能摄血,血不归经,则皮下出血而见紫斑;舌质淡嫩,脉弱,均为气血亏虚之征。

(三)心与肝

肝属木,心属火,木生火,故两者为母子之脏,生化有序,息息相关。心主行血,心为一身血液运行的枢纽,心气推动血液在脉中运行,流注全身,发挥营养和滋补作用;肝藏血,肝是贮藏血液、调节血量的重要脏器。心藏神而肝主疏泄、调畅情志。心血充盈,心气旺盛,则血行正常,肝有所藏;肝藏血充足,疏泄有度,有利于心行血机能的正常运行,故《素问·五藏生成》曰:"肝藏血,心行之。"心血瘀阻可累及肝,肝血瘀阻可累及于心,最终导致心肝血瘀的病理变化。心血不足,心失所养,故见心悸怔忡、健忘、失眠多梦;肝血不足,目失所养,则视力下降、视物模糊;女子以血为本,心肝血虚,冲任失养,则月经量少色淡,甚则经闭;血虚头目失养,则头晕目眩、面色无华。

心主神志,肝主疏泄,心肝两脏,相互为用,共同维持正常的精神活动。心血充足,心神健旺,有利于肝气疏泄,情志调畅;肝气疏泄有度,情志畅快,亦有利于心神内守。心火亢盛,肝火亢逆,出现心烦失眠、急躁易怒等临床表现;心神不安,肝气郁结,出现精神恍惚、情志抑郁等临床表现。

(四)心与肾

心居上焦属阳,在五行中属火;肾居下焦属阴,在五行中属水。心位居上,故心火必须下降于肾,使肾水不寒;肾位居下,故肾水必须上济于心,使心火不亢。心与肾之间的水火升降互济维持着两脏之间生理机能的协调平衡。肾阴在肾阳的鼓动下化为肾气以上升济心,心火在心阴的凉润作用下化为心气以下行助肾。肾阴亏损,水不济火,不能上养心阴,心火偏亢,扰动心神,则见心烦惊悸、失眠多梦;肾阴亏虚,骨髓失充,脑髓失养,则见头晕、耳鸣、健忘;虚火内炽,相火妄动,扰动精室,则梦遗;阴虚阳亢,虚热内生,则口干咽燥、五心烦热、潮热盗汗;舌红,少苔或无苔,脉细数,为阴虚火旺之征。

心病的发生、发展主要与寒凝、热结、痰浊、气滞、血瘀、血虚等有关,属本虚标实之证,病位在心、心脉,与肝、脾、肾、肺四脏功能失调密切相关,脏腑气血阴阳亏损,尤其是以心气血阴阳亏损为本,寒凝、热结、痰浊、气滞、血瘀为标,经脉痹阻,血行不畅,致心脉不通或心脉失养而发病。虚实之间可以相互夹杂或转化,实证日久,病邪伤正,可分别兼气、血、阴、阳之亏损,而虚证也可因虚致实,兼见实证表现。

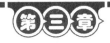

第三章

心血管病的诊断

第一节 常 见 症 状

一、胸痛

(一)定义

胸痛是一种常见症状,其临床意义可大可小,起源于局部轻微损害者,无关紧要,由内脏疾病所致者,则往往有重要意义。但须注意,胸痛的剧烈程度不一定和病情轻重相一致。

中医学认为胸为清阳所聚、心肺所居,心肺又为气血运行的主宰。所以外邪侵袭、情志所伤、痰浊、瘀血或体外创伤等原因均可影响气血流通,不通则痛;各种原因所致的阴阳气血不足,血运无力,经脉滞涩,组织器官失荣亦可引起疼痛,不荣则痛。前者为实痛,后者为虚痛。

胸痛在心血管病中极为常见,主要原因在于血脉痹阻不通,不通则痛。因于寒者,多兼有畏寒肢冷、面白等症;因于痰者则兼有胸闷不畅、纳呆、苔腻;因于热者多兼肢体红肿,触之痛甚,遇热痛增,得凉痛减,舌红,脉数;因于湿者或为头重而痛,或为肢体沉重而痛,伴有肢体肿大,舌苔厚腻,脉滑。

(二)临床表现

1.胸痛的部位

(1)胸痹胸痛多为膻中(即上脘之上、胸骨正中之后)的疼痛,甚则痛及左肩背、咽喉、牙齿、左上臂内侧等部位;若胸痛发展为真心痛,则胸痛广泛,但仍以左侧胸前为主。

(2)悬饮、胁痛多位于两胁部,少有引及后背者。

(3)结胸则位于胸胁部或从心下至腹部疼痛。

(4)胸部肌表、骨骼之疼痛,部位多局限于患处固定不移。

(5)胃脘部疾病所致胸痛常位于膻中及上脘部。

2.胸痛的性质

(1)闷痛:胸闷痛,窒息感或如物压,或闷重而痛轻,兼有多痰、多涎、口黏、苔厚,多为痰浊所致。

(2)刺痛:胸痛固定不移如针刺样,兼有舌色紫黯、瘀点瘀斑,多为瘀血所致。

(3)绞痛:疼痛如绞,常因寒冷发作或加剧,兼有手足发凉、畏寒、舌淡苔白滑,多为寒凝所致。

(4)隐痛:心前区隐痛,绵绵不休,兼有气短乏力、舌淡苔白,多为气血不足所致。

(5)灼痛:胸痛如灼而阵发,兼有烦躁、气粗,或兼痰黄稠、口干苦、舌红脉数,多为火邪所致。

3.疼痛的持续时间

胸痛可呈阵发性或持续性,疼痛时间长短对于确定疼痛的原因具有重要作用。胸痹心痛为阵发性,一般持续1～5分钟,很少超过半小时。当真心痛发作时,则疼痛持续不解。悬饮胁痛、结胸痛及肌表、骨骼之痛多持续存在,呼吸、咳嗽等运动时疼痛加剧。胃脘痛可呈阵发性或呈持续性,但均较心痛时间长,与饮食相关。

4.伴随症状

胸痹心痛多伴有心悸、惊惕、失眠等。悬饮胁痛多有咳嗽、咳痰等肺系症状。胃脘痛常有嘈杂、嗳气、泛酸等症状。肌表、骨骼之疼痛多伴有压痛或局部红肿热痛等。

(三)分类

根据疼痛的起源,胸痛可概括为下列5类。

1.胸壁皮肤、肌肉、骨骼和神经疾病引起的胸痛

急性皮炎、皮下疏松结缔组织炎、带状疱疹、肌炎、肋软骨炎、颈椎或胸椎疾病、肋间神经痛、创伤等。

2.肺胸膜和纵隔疾病引起的胸痛

胸膜炎、胸膜肿瘤、气胸、支气管炎、肺炎、肺梗死、纵隔炎、纵隔气肿和纵隔肿瘤等。

3.心血管病引起的胸痛

冠心病(心绞痛、心肌梗死)、肥厚型心肌病、心包疾病(心包炎、心肌梗死后综合征)、胸主动脉瘤、主动脉窦瘤破裂、主动脉夹层和肺动脉高压等。

4.膈肌疾病引起的胸痛

膈疝和膈下脓肿等。

5.消化系统疾病引起的胸痛

食管炎、消化性溃疡、胆囊炎、胰腺炎、肝瘀等。

二、呼吸困难

(一)定义

呼吸困难是指患者主观上有空气不足或呼吸费力的感觉,而客观上表现为呼吸频率、深度(如呼吸速而浅或慢而深)和节律的改变,患者用力呼吸,可见辅助呼吸肌参与呼吸运动,严重者可呈端坐呼吸及发绀。

(二)临床表现

呼吸困难包括气喘和气短。气喘和气短同属呼吸异常,但气喘以呼吸困难、张口抬肩、甚至不能平卧为特征;气短亦即少气,呼吸微弱而浅促或短气不足以息,似喘而无声,亦无抬肩,但呼为快。气喘与气短均有虚实之分,实证之中以寒、热、痰、瘀、水邪为多见,虚证中则以肺脾肾亏虚为关键,因肺主宣气、肾主纳气,共同维系正常气机;而脾胃后天之本,肺肾的正常功能全赖脾胃的供养,又脾主运化,脾虚失运,则痰饮内生,水邪泛发,发为气短、喘促。因此,呼吸困难除气喘、气短的表现之外,往往还兼有寒热、痰瘀、水邪等实证的表现以及肺脾肾亏虚等虚证的表现。

(三)分类

根据主要的发病机制,可将呼吸困难区分为下列5种基本类型。

1.肺源性呼吸困难

(1)呼吸道疾病:咽喉壁脓肿、咽喉及气管内异物、喉水肿、白喉、喉瘀。

(2)支气管与肺脏疾病。①感染性疾病:急性细支气管炎、急性纤维性支气管炎、肺炎、肺结核。②变态反应性或原因未明疾病:支气管哮喘、职业性哮喘、花粉症、肺嗜酸细胞浸润症、变应性肉芽肿性血管炎、淋巴组织样间质性肺炎。③阻塞性疾病:慢性阻塞性肺气肿、特发性肺纤维化、阻塞性肺不张。④肺血管病变:急性肺水肿、肺栓塞、肺梗死。⑤其他原因:成人急性呼吸窘迫综合征、肺羊水栓塞症、肺泡蛋白沉着症、肝肺综合征、硅肺等。

（3）胸膜疾病：自发性气胸、大量胸腔积液。

（4）纵隔疾病：急性纵隔炎、慢性纤维性纵隔炎、纵隔肿瘤、纵隔囊肿、纵隔气肿等。

（5）胸廓运动及呼吸肌功能障碍：各种原因引起的胸廓运动受限、呼吸肌及膈肌麻痹、膈高位等疾病。

2.心源性呼吸困难

充血性心力衰竭、动力不足性心力衰竭、心包积液。

3.中毒性呼吸困难

酸中毒、化学毒物中毒、药物中毒、毒血症。

4.血源性呼吸困难

重症贫血、大出血或休克。

5.神经精神性与肌病性呼吸困难

重症脑部疾病、癔症、高通气综合征、重症肌无力危象。

三、心悸

（一）定义

心悸之名出自《伤寒杂病论》："伤寒，脉结代，心动悸，炙甘草汤主之。""动即为惊，弱则为悸。"心悸以阵发性反复发作或持续发作为特点，患者自觉心中急剧跳动，或缓慢跳动、惊慌不安，可见脉率参差不齐，并伴有胸闷气短、眩晕不宁，甚而喘促难卧等症状。每因情志波动或劳累过度而发，且常与失眠、健忘、耳鸣等症同时并见。

（二）临床表现

自觉心跳剧烈，心中悸动不安，心搏异常，或快速或缓慢，或忽跳忽止，呈阵发性或持续不解，神情紧张，惊慌不安，不能自主。

伴胸闷不适，心烦寐差，容易激动，气短乏力，神疲懒言，惊恐胆怯及头晕等症；中老年人发作频繁者，可伴有心胸疼痛，甚至喘促，肢冷汗出，或见晕厥。

（三）分类

心悸包括惊悸、怔忡。惊悸、怔忡虽属心悸，但两者亦有区别。惊悸常由外因而成，偶因情绪激动、惊恐、劳累而诱发，时作时辍，不发时一如常人，病来虽速，但全身情况较好，病势浅而发作持续短暂，以实证居多，但也有内虚的因素存在。怔忡每由内因引起，并无外惊，多因久病劳损、脏腑失调而成，终日觉心中悸动不安，稍劳尤甚，病来虽渐，但全身情况较差，病情较为深重，缠绵难愈，以虚证居多。但两者又有密切关系。惊悸日久可发展为怔忡，怔忡患者，又容易受外惊所扰，而使病情加重。惊悸、怔忡两者颇难截然分开，故多一起讨论。本病多发于青壮年，女性多见。

四、晕厥

(一)定义

晕厥是突然发生的短暂的意识丧失状态，突然昏扑、不省人事，或伴四肢厥冷、移时苏醒、醒后如常；重者转为厥脱而见汗出如珠、口开目合、脉微欲绝，甚则一厥不复而亡。厥可转脱，脱必兼厥，二者可单见，亦可同见。

引起晕厥的疾病很多，可由严重心律失常、心脏排血受阻、心肌缺血等所致。由于心脏的病变导致心阳虚衰，运血无力或心脉痹阻，血行不畅，心脉、脑神失常之厥脱证，称为心厥或心源性晕厥。从西医角度来讲，是由于心排血量减少或心脏停搏，导致脑组织缺血发生。一般心搏停止5～10秒便引起晕厥，停搏15秒钟以上便发生晕厥和抽搐。心源性晕厥的严重者成为阿-斯综合征，主要因心脏停搏、心室颤动或扑动，导致急性脑缺血而发生晕厥和抽搐，心搏和脉搏均消失，病情凶险。

发病前多有心脏病史，当厥心痛、胸痹、心衰、心悸等病出现肢厥脉微、血压显著降低、神昏不知时，诊为心厥。其他厥脱症，则无心脏病史，或原有心脏病但与此次发病关系不大。

(二)临床表现

1.神志异常

神昏、不省人事，其时较短。

2.肌肤色泽与温觉改变

面色苍白，或潮红，或青紫，或晦暗。

3.多汗

轻者，气短自汗；重者，冷汗淋漓或汗出如珠。亡阳之汗，汗冷而味淡微黏，口不渴喜热饮；亡阴之汗，汗热而味咸，口渴喜冷饮。

4.呼吸变化

气息微弱或气促息粗。

5.脉象

脉细数,或浮数而空,或微细欲绝,或不能触及。

(三)分类

根据发生晕厥的病因大致可分为 4 类。

1.血管舒缩障碍引起的晕厥

血管迷走神经性晕厥、直立性低血压、仰卧位低血压综合征、晕厥型癫痫、颈动脉窦综合征、舌咽神经痛所致的晕厥、排尿性晕厥、咳嗽性晕厥。

2.心脏病引起的晕厥

阵发性心动过速、阵发性房颤、病态窦房结综合征、高度房室传导阻滞、特发性 QT 间期延长综合征、主动脉狭窄、先天性心脏病的某些类型、原发性心肌病、心绞痛与急性心肌梗死、左心房黏液瘤、左心房血栓形成、心脏变态反应。

3.血管疾病引起的晕厥

脑动脉硬化、短暂性脑缺血发作、偏头痛、多发性大动脉炎、慢性铅毒性脑病。

4.血液成分异常引起的晕厥

低血糖状态、换气过度综合征、重度贫血、高原性晕厥。

五、水肿

(一)定义

人体组织间隙有过多的液体积聚使组织肿胀称为水肿,以头面、眼睑、四肢、腹背甚至全身水肿等为临床特征的病症,是临床上常见的一种症状。正常情况下,血管和组织之间的液体存在着动态平衡,因而组织间隙无过多的液体积聚。当维持体液平衡的因素发生障碍而出现组织间隙液体的生成大于回收,就可以产生水肿。

中医学认为,人体水液的运行,有赖于脏腑气化,如肺的通调、脾的转运、肾的蒸腾等。反之,由于感受外邪,或劳倦内伤脏气亏虚,或饮食失调,使三焦决渎失职,膀胱气化不利,津液输布失常,导致水液潴留而发水肿。

(二)临床表现

水肿先从眼睑或下肢开始,继及四肢、全身,轻者仅眼睑或足胫水肿,重者全身皆肿,甚至腹大胀满,喘咳倚息,不能平卧,咳吐粉红色泡沫样痰,严重者可见尿闭,恶水少饮,呕恶,口有秽味,齿鼻出血,甚则头痛、抽搐、神昏谵语等危象。

伴有身体沉重乏力,心悸气短,动则尤甚,烦躁不安,或见肝脏肿大、颈静脉怒张、口唇、爪甲发绀等。舌质胖淡,舌苔白滑;脉象沉伏,或沉弦或弦滑。

水肿有在心、肝、脾、肺、肾之分,心水多见面浮肢肿,心悸怔忡,乏力气短,动则尤甚;肝水多见腹部水肿,胁肋胀满,嗳气不舒;脾水多见周身水肿,肢体困重,脘腹满闷,纳食不振;肺水多见眼睑水肿,四肢皆肿,恶寒发热,咳嗽气逆;肾水多见面浮肢肿,腰以下为甚,伴腰膝酸软,怯寒肢冷。

(三)分类

1.按水肿的性质分类

(1)凹陷性水肿与非凹陷性水肿:凹陷性水肿是由于体液渗聚于皮下疏松结缔组织间隙所致;非凹陷性水肿是由于慢性淋巴回流受阻、黏液性水肿等所致。

(2)炎症水肿与非炎症水肿:炎症水肿以局部潮红、灼热、疼痛与压痛为特征,与非炎症水肿不难鉴别。

2.按水肿的范围分类

(1)全身性水肿:水肿的发生与多个脏腑有关,病因也是多方面的。病由感受外邪而来,一般眼睑颜面先肿,继则四肢全身,多为风水相搏,其病在肺。水肿以腰以下为甚,反复消长,劳动后或午后加重,甚则全身水肿,则为脾肾阳虚或心肾气虚、阳虚,水湿内停。水肿若伴心悸、唇紫、脉虚数或结或代,乃水邪凌心,瘀血内阻;若伴喘促、汗出、痰多呈泡沫样、脉虚浮而数,是水邪凌肺,肾不纳气;若伴呕吐不食,脘腹胀满,是水邪滞胃,脾气不运;若伴身颤动、神昏,是水湿之邪内盛,暗耗肝阴,虚风内动;若伴脘腹胀满、畏寒神倦、肢冷面白,是脾肾阳虚,水寒内盛。

西医根据不同的病变脏器,可分为以下几种。①心源性水肿:心源性水肿一般认为是右心衰竭的表现,水肿可自轻度的踝部水肿以至严重的全身性水肿,其先兆往往表现为体重迅速增加。心源性水肿的特点是首先发生于下垂部位,为凹陷性。患者一般有心脏病病史、体征及慢性右心衰竭的临床表现,一般不难确定。②肾源性水肿:疾病早期只于早晨起床时发现眼睑或颜面水肿,以后便可发展为全身性水肿,常伴有高血压、蛋白尿、管型尿、血尿表现。③肝源性水肿:由于营养不良与肝功能不全所致的低蛋白血症,是本病发生水肿的一个重要因素。肝硬化在腹水出现之前常先有轻度下肢水肿,其引起水肿的基本原因是水、钠潴留过多。④营养不良性水肿:主要是由于低蛋白血症引起血管内胶体渗透压降低所致。一般给予高热量高蛋白质膳食,水肿不难确诊。⑤其他原因的全身性水肿:如黏液性水肿、经前期紧张综合征、药物性水肿、特发性水肿和其他可见于妊娠中毒症、硬皮病、间脑综合征、血管神经性水肿等。

（2）局限性水肿：主要见于局部静脉、淋巴回流受阻或毛细血管通透性增加所致。如肢体血栓形成导致血栓性静脉炎、丝虫病导致的象皮腿、局部炎症、创伤或过敏等。

六、发绀

(一)定义

发绀是指血中含有过量的还原血红蛋白，致皮肤和黏膜出现广泛的青紫颜色。全身皮肤与黏膜均可出现发绀，但以口唇、舌、口腔黏膜、鼻尖、颊部、耳垂与指/趾末端等部位皮肤最为明显。中医属于"血瘀"证范畴。

血液是运行于脉中的红色液体，它是构成人体和维持人体生命活动的基本物质之一。血液的正常运行依赖于五脏功能活动的正常，主要是气的推动和统摄作用，也与津液的功能密切有关，此外还与脉道的畅通和完整性有关。在各种致病因素的作用下，引起血行缓慢或血流阻滞，血液停积于脏腑经络及皮肤腠理之间，或离经之血停积于内而未能及时消散，或血管痉挛、血栓形成、血管阻塞均可形成瘀血。其中瘀停于皮肤腠理，则可见瘀斑、瘀点，即发绀。

(二)临床表现

瘀血形成后，因瘀阻部位不同，形成瘀血的原因不同，其病症也有不同。如瘀阻于肢体末端，则见肢端、甲床青紫，重者可形成脱骨疽；瘀阻于局部皮肤，则见局部青紫肿胀；瘀阻于心，可见心悸、胸闷心痛、唇甲青紫、神昏、汗出等，其心痛以刺痛为主，伴见舌暗、脉细涩或结代等。瘀阻于其他脏器，均有相关的表现。

(三)分类

1.中心性发绀

中心性发绀因肺通气或换气功能障碍，或血液在肺内达到正常的氧饱和度，但在流入左心室后混有大量静脉血，如房间隔缺损、室间隔缺损、卢滕巴赫综合征等有相反方向的分流导致。

（1）肺性发绀：包括急性呼吸系疾病、慢性呼吸系疾病及肺血管疾病，如肺动脉硬化、原发性肺动脉高压、肺淤血、肺动静脉瘘及大气中氧分压过低所致的发绀。

（2）心源性发绀：包括早显性发绀，如法洛四联症、大血管错位、完全性肺静脉畸形引流、三尖瓣闭锁、永存动脉干、单心室(二房三腔心)。

(3)迟显性发绀:艾森曼格综合征、法洛三联症、埃布斯坦综合征合并卵圆孔未闭、先天性肺动脉瓣狭窄。

2.周围性发绀

周围性发绀是由于血液通过周围循环毛细血管时,因血流速度缓慢、淤滞、组织耗氧率增加,致还原血红蛋白增加(达到或超过6.5%容积),因而产生发绀。这种情况可见于全身性病变或局限性病变。周围性发绀常出现于肢体的下垂部分及周围部位,如肢端与颜面,这些部位是冰冷的,皮肤温暖后,发绀即消失。而中心性发绀为全身性,见于四肢及颜面,也可累及黏膜和躯干的皮肤,这些部位皮肤是温暖的,即使皮肤温暖,发绀也不消失。

第二节 诊 断 方 法

一、望诊

望诊是医师运用视觉对患者全身和局部的体表情况及排泄物等进行有目的的观察,以了解健康状况,测知病情的一种方法。望全身情况包括望神、色、形、态4个方面,望局部情况包括望头面、五官、颈项、躯体、四肢、皮肤等,望舌包括望舌质、舌苔等,望排出物包括望分泌物、呕吐物及排泄物等。

(一)望神

神是人体生命活动的总称。神来源于先天之精,又靠后天水谷之精的滋养。故精能生神,神能御精,精足则形健,形健则神旺。望神可以了解精气的盈亏、五脏的盛衰,进而判断疾病的轻重及预后。

1.得神

心血管病患者若神志清楚,言语清晰,目光明亮,精彩内含,面色荣润含蓄,表情丰富自然,反应灵敏,动作灵活体态自如,呼吸平稳,肌肉不削,则提示虽有病而正气未伤,病情较轻,病位较浅。

2.失神

心血管病患者若见神志昏迷,或语无伦次,或循衣摸床,撮空理线;面色晦暗,目光呆滞,表情淡漠;反应迟钝,动作失灵,强迫体位;呼吸异常,大肉已脱,提示病重正气已伤,脏腑功能衰败,预后不良。

3.假神

心血管病患者若面色突见颧红如妆,目光突然转亮,浮光外露;突然声音转亮;突然精神转佳,意识似清;突然索要食物。这是阴不敛阳,虚阳外越的表现,提示脏腑精气耗竭,阴阳即将离决,病情危重。

(二)望面色

医师通过观察患者面部颜色与光泽的变化判断患者健康状况的一种方法。正常人面色因个体特征显现不同主色,随四时变化及生活条件的改变呈现不同客色,但皆红黄隐隐,明润含蓄。而心血管病面色可晦暗枯槁,或鲜明暴露,或虽明润含蓄、但不应时应位,或某色独见。临床上五色主病,即青、赤、黄、白、黑5种病色所主的病证。心血管病中五色主病具体包括以下内容。

1.青色

青色多见于心血管病的心绞痛,心肌梗死之寒证、痛证、瘀血证。寒凝则气滞血瘀,经脉拘急收引,故面色发青,甚至青紫;经脉瘀阻,不通则痛,心阳不振,寒凝气滞,心血瘀阻,以致心胸憋闷剧痛、面色青灰、口唇青紫等。

2.赤色

赤色多见于高血压、感染性心内膜炎之热证。满面通红,多为阳盛之外感发热,或脏腑实热;若两颧潮红娇嫩,则属阴虚火旺的虚热证。热盛则血脉充盈,血色上荣,多见于高血压。心有实热,血脉充盈,面色赤红心悸气促,多见于感染性心内膜炎。

3.黄色

黄色多见于心血管病兼见脾虚之证。黄色乃脾虚湿蕴之征象,脾失健运,则水湿内停,气血不能上荣,故面色发黄。

4.白色

白色多见于扩张型心肌病、心力衰竭、心源性休克或心脏骤停之虚证、寒证、脱血、夺气。心气、心阳虚损,无力鼓动气血,血不上荣,常见面色㿠白。

5.黑色

黑色多见于心血管病兼见肾虚证、寒证、痛证、水饮和瘀血。肾阳虚衰,阴寒内盛,水饮不化,血失温养,故面色黧黑。心脏病患者面现黑色多为逆证。

(三)望形态

医师通过观察患者形体和神态的变化判断健康状况的一种方法。心血管病中,辨证属阳者多欲得凉而恶热,欲得见人,声高气粗,仰面伸足而卧,卧而喜向外,身轻能自转侧。辨证属阴者则欲得温而恶寒,欲闭户处,恶闻人声,神疲喜卧,蜷卧成团,卧而喜向里,身重不能转侧。

临床上,高血压表现为阳证者,多以头晕头痛、急躁易怒、呼吸气粗等为主;心律失常表现为阳证者,多因惊而悸,心率加快,甚则头晕目眩。冠心病心绞痛表现为阴证者,多以胸痛喜按、遇冷加重、痛而喜温等为主;心功能不全表现为阴证者,多以水肿按之不起、神疲乏力、怕冷喜温、动则气喘等为主,甚则但坐不能卧,卧则胸闷气逆。

(四)望舌

医师通过观察患者舌质和舌苔的变化判断病情。由于舌象是反映体内变化的标尺,它可以客观地反映正气盛衰、病邪深浅、邪气性质及病情进退等,因此可以用于判断疾病转归和预后,进而指导处方遣药。

1.望舌质

(1)舌神:舌质荣润红活,有生气,有光泽,谓之有神,虽病中但预后良好;舌质干枯,无生气,无光泽,谓之无神,多提示有病且预后不良。可见舌神之有无,反映了脏腑、气血、津液之盛衰,关系到疾病预后的吉凶。

(2)舌色:色,即舌质的颜色。一般可分为淡白、淡红、红、绛、紫、青几种。其中淡红舌属正常舌色,其余均为主病之色。①淡白舌:主虚证,寒证或气血两亏。心血管病患者若舌质淡白湿润,舌体胖嫩,多为虚寒证,可见于冠心病、心力衰竭;若淡白光莹或舌体瘦薄,则属气血两亏证,可见于低血压、先心病、心力衰竭。②红舌:舌色较淡红色深,甚至呈鲜红色,称红舌。若舌色鲜红而起芒刺,或兼黄苔者,多属实热证,可见于高血压、血脂异常、冠心病;若鲜红而少苔,或有裂纹或光红无苔,则属阴虚内热或气阴两虚证,可见于心肌病、病毒性心肌炎、肺源性心脏病。③绛舌:较红舌更深的红色,称为绛舌。可见于冠心病血瘀证、病毒性心肌炎阴虚火旺证。④紫舌:舌质紫,即为紫舌。主病有寒热之分。绛紫而干枯少津,可见于感染性心内膜炎热盛伤津证;淡紫或青紫湿润者,可见于冠心病寒凝血瘀证。⑤青舌:舌色如皮肤上暴露之"青筋",称为青舌。主寒凝阳郁和血瘀。全舌青者,多是寒邪直中肝肾,阳郁而不宣;舌边青者,或口燥但欲漱水不欲咽,是有瘀血。

(3)舌形:是指舌体的形状,包括老嫩、胖瘦,胀瘪、裂纹、芒刺、齿痕等异常变化。①老嫩:心血管病患者若舌质纹理粗糙,形色坚敛苍老,属实证;若舌质纹理细腻,形色浮胖娇嫩,属虚证。②胖大:心血管病患者若舌淡白胖嫩,舌苔水滑,可见于水肿、心力衰竭脾肾阳虚之证;若舌淡红或红而胖大,伴黄腻苔,可见于心脏瓣膜病脾胃湿热证。③瘦薄:心血管病患者若舌瘦薄色淡者,可见于心力衰竭、冠心病、低血压、心律失常之气血两虚证;若瘦薄面色红干燥者,可见于血栓性动脉疾病。④瘀斑:心血管病不兼外感热病时,若见瘀斑舌多为血瘀之证。⑤裂纹:心血管病若见淡白舌而有裂纹,多为血虚之证;若淡白胖嫩,边有齿痕而又有裂纹者,则属脾虚湿浸。⑥光滑:舌面光滑无苔,洁如镜面,也称"镜面舌"。属胃气将绝的危候。⑦齿痕:心血管病若见齿痕舌淡白而湿润,可见于冠心病、心力衰竭等寒湿壅盛之证;若见淡红而有齿痕,多是脾虚或气虚之证。

(4)舌态:是指舌体的动态,包括强硬舌、痿软舌、颤动舌及歪斜舌等异常变化。①强硬舌:舌体强硬,伸缩不利,舌淡红或青紫,多见于高血压脑病、高血压危象及中风先兆等。②痿软舌:舌体痿软无力,心血管病患者若见舌淡而痿,多是慢性心力衰竭等久病气血亏虚所致;久病舌绛而痿,则是高血压、风湿性心脏病之证。③颤动舌:舌体颤动,多见于高血压脑病、高血压危象等心血管病。④歪斜舌:舌体歪斜,多见于脑梗死或脑出血后遗症等。

2.望舌苔

(1)苔色。①白苔:心血管病不兼表证时,若见舌淡苔白而湿润者,常是里寒证或寒湿证。②黄苔:一般主里证、热证,多见于高血压、血脂异常、病毒性心肌炎。③灰苔:除了主里证、热证,也见于寒湿证。苔灰而润,可见于心力衰竭、肺源性心脏病之寒湿内阻证。④黑苔:或为热极,或为寒盛。若苔黑而燥裂,多为热极津枯,可见于感染性心内膜炎;若苔黑而滑润,多属寒盛阳衰,多为危重之征。

(2)苔质。①厚薄:心血管病见厚苔主病情较重,邪盛入里,或有痰饮湿食积滞。②润燥:润燥可反映体内水分之多少。心血管病若见燥苔,提示热盛伤津,阴液亏耗,或阳虚气不化津,津液不上承。③腐腻:腐苔多见于胃中阳热有余,蒸腾食积痰浊。腻苔可见于热盛津伤、痰饮、食积壅滞、阳气被遏所致的高血压、血脂异常。④偏全:全苔主邪气散漫;苔偏舌尖是邪气入里未深;苔偏舌内是表邪虽减,仍有胃滞;苔偏舌中是素有痰饮,或胃有积滞。⑤剥脱:心血管病患者若见之,多主胃之气阴两伤。观察剥落苔的消长,可测胃气、胃阴之存亡,判断疾病的预后。⑥消长:心血管病若得到正确的治疗后可见舌苔由薄变厚,是疾病向愈的表现,反之是疾病恶化的表现。⑦真假:通过辨舌苔真假,预测心血管病的轻重和预后吉凶。

二、闻诊

(一)听声音

健康人的声音,发声自然,音调和谐,刚柔相济。在病理情况下,声音常常发生变异。

1.气喘

心血管病多见于左心功能不全,重者表现为夜间阵发性呼吸困难,端坐呼吸,张口抬肩,咳粉红色泡沫痰。

2.咳嗽

咳嗽是肺气上逆而发声,常见于心血管病,如风湿性瓣膜病二尖瓣狭窄,常在夜间体力活动时或活动后发生咳嗽;左心功能不全常发生咳嗽。

3.呃逆

心血管病中的急性冠脉综合征发病早期,特别是疼痛剧烈时常发生胃肠道症状,有的患者出现顽固性呃逆。疾病晚期若见呃逆频发,则提示胃气衰败,病情危重。

(二)嗅气味

机体在疾病状态下,脏腑功能失调,气血津液代谢失常,常常会产生异常的气味。其中病体或病室气味酸腐臭秽者,多属心血管实热证;气味无臭,或略有腥气者,多属心血管虚寒证;而尸臭恶味,多属脏腑败坏之绝症。

三、问诊

问诊为临床最常用的获得患者疾病信息的方法之一,主要内容包括一般情况、主诉、现病史、既往史、个人生活史、家族史等。询问现在症状常用的有《临床十问歌》:"一问寒热二问汗,三问疼痛四问眠,五问头身不适感,六问耳目七咳喘,八问饮食九问便,十问精性经带变。"可根据患者的具体病情,灵活而有主次地进行询问。

(一)问情志

中医学把人的情志精神活动归纳为"五志""七情",并分属五脏所主。但心主神明,为五脏六腑之大主,故从整体观而言,人的情志活动主要由心所主。询问患者情志异常与否对于了解患者的情绪状态、判断相关心系疾病及时进行心理疏导具有重要意义。问情志主要通过询问患者的主观体验,同时注意观察患者的面部表情、姿势、动作等加以综合判断,并根据情绪反应的强度、持续时间和性质等确定患者是否存在情志的异常。

(二)问主症

1.心悸

心悸是指患者不因受惊吓等外因,而在主观上对心脏搏动感到不适的病证。患者自觉心慌、悸动不安,多伴有心前区不适感,临床表现为心搏增强、心率加快或减慢、心律失常等。多由气虚、血虚、停饮、气滞血瘀等所致。

心悸有阵发与持续发作之别,发作时患者自觉心中跳动、慌乱不安、难以自主,常兼见气短乏力、神疲懒言等症。心悸者常有脉象异常,可见促、结、代、数、疾、迟、涩、细及三五不调等异常脉象。心悸之重者,望诊或触诊虚里跳动,其动应衣。心悸常见于西医学所述的多种疾病导致的心律失常,如心动过速、心动过缓、房性期前收缩、室性期前收缩、心房颤动或扑动、房室传导阻滞、束支传导阻滞、病态窦房结综合征、预激综合征等。

2.心痛

"心痛"之证,最早见于马王堆汉墓帛书《足臂十一脉灸经》。《黄帝内经》中多篇论及"心痛",并有"卒心痛""厥心痛""真心痛"等病名。《金匮要略·胸痹心痛短气病脉证治》专门论及"心痛"证治。在古医籍中"心痛"为心前区和胃脘部疼痛的统称。①指心绞痛:如《灵枢·厥病》的真心痛、《辨证录》的去来心痛、《医学心悟》的注心痛都包括现代所称的心绞痛。②指胃脘痛:《丹溪心法》中有"心痛,即胃脘痛。"其主要特征是阵发性或转为持续性的胸闷、胸痛、肩背痛,或两臂内侧痛,痛有压榨感。其病位主要在心,但与脾、肾也有关系,是"本虚标实"之证。多因心气不足,邪闭心脉所致,甚者心阳衰微、心脉不通。临床上与西医学的冠心病心绞痛、心肌梗死相类似,可互相参考。

3.心水

《金匮要略》首发其端,提出"五水"之说,指出因五脏病变引起的水肿,分别表现为心水、肝水、脾水、肺水、肾水等证候。其中,"心水者,其身重而少气,不得卧,烦而躁,其人阴肿"明确论述了心水的特征为身体沉重,少气息短,不得平卧,烦躁心悸,下肢先肿。但在此之前,《黄帝内经》对心水部分症候已有描述,如《素问·气交变大论》说:"岁水太过,寒气流行,邪害心火。民病身热烦心躁悸,阴厥上下中寒,谵妄心痛,寒气早至,上应辰星。甚则腹大胫肿。"又说:"水病,下为胕肿大腹,上为喘呼不得卧者,标本俱病,故肺为喘乎。"由此可见,《黄帝内经》的论述,除描述了心水的一般症状外,还提出了2个值得深究的问题:①"寒气流行,邪害心火"可引起心水。②由心可影响肺,标本俱病,出现呼吸困难。即如《素问·大奇论》所谓"肝满肾满肺满皆实,即为肿",引起水肿、喘咳、胀满(肝大)、黄疸,即能引起心水。心水类似于西医学所述的右心衰竭;引起右心衰竭的原因以肺源性心脏病最为常见;也可见于某些先天性心脏病。

4.失眠

失眠又名不得卧、不得眠、不能眠、不寐等,指由阳不入阴,神不归舍,或邪气干扰,神藏不宁所致,是以经常不易入眠,或睡眠浅短易醒,甚至整夜不能入眠为主要表现的神志失藏类病证。失眠可由阴血亏虚,中气不足,心脾两虚,或多痰、停饮等多种因素造成心神不安。其诊断要点:轻者入睡困难,或眠而不酣,或时寐时醒;重者彻夜难眠,常伴有心烦或心悸、多梦易惊醒、健忘、神疲等症状。失眠与西医学所述的神经衰弱、睡眠失调综合征、心脏神经症等相类似。

5.多寐

其特点是不分昼夜,时时欲睡,唤之能醒,醒后复睡。《灵枢·寒热病》说:"阳气盛则瞋目,阴气盛则瞑目。"说明多寐的病理主要由于阴盛阳虚所致,因阳主动,阴主静,阴盛故多寐。其诊断要点为精神不振,时时欲睡,呼之即醒。多寐常见于老年人,如西医学所述的脑动脉硬化、老年痴呆等病患者。此外,肥胖之人睡眠亦多。

6.昏迷

昏迷是突然出现的不省人事、神志不清的急症。中医学认为,昏迷是由元气、元阴耗竭,清窍失养,或因邪热内陷心包,痰浊蒙蔽,阳明腑实,痰热交阻,闭塞清窍所导致。古代文献对昏迷的命名较多,如"神昏""昏厥""昏蒙""昏愦"等。而现代医家多宗"昏迷"之说,且渐趋统一。昏迷的诊断要点为以神志不清、不省人事为特征。以实证多见,多因外感时疫之毒,热毒内攻或内伤脏腑而致头脑受邪,清窍闭塞,神明失用,发为昏迷。症状可突然出现或在疾病过程中逐渐出现。其轻者神志恍惚、谵妄、烦躁不安、表情淡漠与嗜睡;重者昏不知人、呼之不应。患者常有外感热病与内伤杂病史,如中暑、中风、消渴等。西医学认为,昏迷与各种脑病脑炎、肝病、糖尿病酮症酸中毒、尿毒症,以及药物、化学品中毒、电击伤等有关。

7.健忘

健忘是指记忆力减退、遇事易忘的一种病证,这里指的健忘是指后天所得,而非先天的智力发育不全。《黄帝内经》指出,健忘是由于心气虚和肾亏所引起。后世加以补充,认为其与心、脾、肾有关。清代汪昂说:"人之精与志,皆藏于肾,肾精不足则志气衰,不能上通于心,故迷惑善忘也。"盖心者,君主之官,神明出焉,故曰愁忧思虑则伤心,心伤则喜忘。心藏神志,脾志为思,若思虑过度,或劳心伤神,致心脾两亏,神不守舍,而见健忘。其诊断要点是记忆力减退,遇事好忘。以虚证多见,多因心脾虚损、心肾不交、年迈神衰、痰瘀闭阻所致。健忘很少孤立出现,常兼见心悸、少寐等心脾肾虚证候。健忘多见于西医学所述的神经衰弱、脑动脉硬化等疾病中。

8.烦躁

烦躁是指情绪不宁、急躁易怒、手足动作或行为举止躁动不宁。烦躁可见于内伤、外感诸病,常由火热引起,以实证居多。在精神疾病和很多躯体疾病的发病过程中均可出现烦躁,类似于西医学所述的广泛性焦虑症。

四、切诊

切诊指医师用手对患者体表某些部位进行触、摸、按、压,以获得病情资料的一种诊察方法。切诊包括脉诊和按诊,其中脉诊为医师用手指触摸患者的脉搏;按诊为触摸按压患者的肌肤、手足、胸腹及其他部位。

(一)脉诊

医师以手指感知患者脉搏的形象,以了解病情,辅助诊断病证的诊察方法。临床上脉诊最常用的方法是寸口诊法,其解剖部位为桡动脉。根据脉象的位、数、形、势四要素,以及与疾病的相关性,可以将脉象大体分为平脉和病脉。

1.平脉

平脉是正常人的脉象,一息四至或五至,不浮不沉,不大不小,三部有脉,从容和缓、柔和有力,节律规整,并随生理活动和气候环境的不同而有相应正常变化。有胃、有神、有根是平脉的特点。平脉随四季气候、地理环境、性别的差异而有相应的生理变化。

2.病脉

疾病反映于脉象的变化,叫病脉。我国最早的脉学专著《脉经》提出24种脉象,后经《诊家正眼》丰富至28种。临床上心血管病常见的脉象集中表现为17种,即浮、沉、迟、数、虚、实、滑、涩、弦、紧、细、微、濡、弱、结、代、促。

(1)浮脉:轻取即得,重按稍减而不空。主病:表证,虚证。心血管病兼外感,脉多浮而有力;心血管病久病体虚,脉多浮大无力。

(2)沉脉:轻取不应,重按始得。心血管病若见脉沉而有力,提示里实;若脉沉而无力,提示脏腑虚弱,正气不足,阳虚气陷。

(3)迟脉:脉来迟缓,一息不足四至。心血管病若见脉迟而有力为冷积实证;

若迟而无力,多属虚寒之证。

(4)数脉:一息脉来五至以上。心血管病患者若见脉数而有力,多为实热;若脉数,按之豁然而空,多为虚热内生。

(5)虚脉:三部脉举之无力,按之空虚。心血管病患者若见虚脉提示气血亏虚或脏腑亏虚。

(6)实脉:三部脉举按均有力。心血管病患者若见实脉提示邪气亢盛而正气不虚。

(7)滑脉:脉往来流利,如珠走盘,应指圆滑。心血管病患者若见滑脉,提示内有痰饮、食滞或实热。正常人、妊娠妇女亦可见滑脉。

(8)涩脉:往来艰涩不畅,如轻刀刮竹。心血管病患者若见涩脉,提示脉管不畅,可见气滞血瘀、痰食内阻之证。

(9)弦脉:脉端直而长,如按琴弦。高血压患者常见此脉象。

(10)紧脉:脉来绷急,状如牵绳转索,寒邪内生或疼痛剧烈的急性冠脉综合征、冠心病心绞痛可见此脉象。

(11)细脉:脉细如线,应指明显。心血管病久病气血两虚、诸虚劳损可见此脉象。

(12)微脉:极细极软,按之欲绝,若有若无。心源性休克、心力衰竭可见此脉象。

(13)濡脉:脉浮而细软,可见于心血管各疾病精血亏虚之证。

(14)弱脉:脉象沉而细软,可见于心血管各疾病气血亏虚之证。

(15)结脉:脉来缓而时止,止无定数。心律失常常见此脉象。主病:阴盛气结,寒痰血瘀,症瘕积聚。

(16)代脉:脉来止,止有定数,良久方来。心律失常常见此脉象。主病:脏气衰微,风证,七情惊恐,跌打损伤。

(17)促脉:脉来数而时一止,止无定数,可见于心律失常。

3.脉症顺逆与从舍

临床症状与脉象,一般情况下是脉症相应的,即表证多见浮脉,里证多见沉脉,新病多见实脉,久病多见虚脉。但是,临证时疾病变化十分复杂,亦存在脉与症不相符的情况,如表证反见沉脉,热结腑实而反见脉迟细者。因此,从脉症的相应、不相应来判断疾病的顺逆称为"脉症顺逆"。其中脉症相应者为顺,而脉症不相应者为逆。又如暴病脉来浮、洪、数、实者为顺,反映正气充盛能抗邪;久病脉见沉、微细、弱为顺,说明有邪衰正复之机。反之,若新病脉见沉细、微、弱,说明正气已衰；久病脉见浮、洪、数、实，则表现正衰而邪不退，均属逆证。故而，临床上脉症当有从舍，对于脉症不相应者，必当辨明脉症真假以决定取舍，或舍脉从症，或舍症从脉。

(二)按诊

临床上按诊的应用范围很广，常用的按诊部位包括胸胁、脘腹、肌肤、手足和腧穴等。其中尤以按尺肤和腧穴最具特色。

1.按尺肤

尺肤是从掌后横纹至肘部的手臂内侧肌肤。临床上通过按触尺肤的缓急、滑涩、寒热和肿胀可以辨别病证的性质，尤其适用于小儿。若尺肤热甚，脉象洪滑数盛者，为温热证；尺肤凉，脉象细小者，多为泄泻、少气；按尺肤窅而不起者，为风水；尺肤粗糙如枯鱼之鳞者，为精血亏虚，或脾阳不足，饮水不化之痰饮病。

2.按腧穴

腧穴是脏腑经络之气转输之处，是内脏病变表现于外的反应点。通过腧穴按诊与脉症相参，能对疾病病位的诊断有重要的临床价值。

第三节 体 格 检 查

一、视诊

一般取平卧位，也可采取坐位。医师可于视线与心前区平面垂直的正面观察，也可于视线与心前区平面平行的侧面观察，后者主要是能发现细小或微弱变化，观察内容一般包括心前区外形、心尖冲动、颈静脉、发绀、杵状指/趾等。

(一)心前区外形

正常人胸骨两侧左右对称，无隆起或凹陷。心前区隆起为常见的异常情况，是由于疾病引起心脏肥大而影响儿童胸廓正常生长发育造成。

胸骨下段及胸骨左缘第3～5肋间的局部隆起，见于法洛四联症、肺动脉瓣狭窄等引起的右心室肥大，少数情况见于儿童时期患有风湿性心脏瓣膜病二尖瓣狭窄所致的右心室肥大、可伴有大量渗出液的儿童期慢性心包炎。胸骨右缘第2肋间局部隆起，多见于主动脉弓动脉瘤或升主动脉扩张。胸骨下端隆起呈鸡胸，常见于马方综合征。肋间隙向外挤压引起心前区饱满，见于大量心包积液。

(二)心尖冲动

1.正常心尖冲动

心尖冲动是心室收缩时,心脏运动使心尖向前冲击前胸壁相应部位形成向外搏动。正常心尖冲动位于左侧锁骨中线第 5 肋间内 0.5～1.0 cm,搏动范围直径为 2.0～2.5 cm,约有 1/4 正常成年人的心尖冲动看不到。

2.心前区异常搏动

(1)胸骨左缘第 2 肋间搏动:见于肺动脉扩张或肺动脉高压,也可见于少数正常青年人。

(2)胸骨左缘第 3～4 肋间搏动:见于先天性心脏病所致的右心室肥厚,如房间隔缺损等。

(3)剑突下搏动:见于肺源性心脏病右心室肥大,也见于腹主动脉瘤。两者鉴别方法:让患者作深吸气,搏动增强时为右室搏动,搏动减弱时为腹主动脉搏动;也可用手指平放于剑突下,向上后方加压,冲击手指末端的搏动为右室搏动,冲击手指掌面的搏动为腹主动脉搏动。有时也可看到消瘦者的正常腹主动脉搏动。

(4)胸骨右缘第 2 肋间搏动:见于主动脉弓动脉瘤或升主动脉扩张。

(三)颈静脉

1.颈外静脉怒张

正常时立位或坐位颈外静脉不显露,平卧位可稍见充盈,充盈水平仅限于锁骨上缘至下颌角距离的下 1/3 处。卧位充盈度超过正常水平或坐位见颈外静脉明显充盈,提示静脉压增高。

2.颈内静脉搏动

正常时见不到颈内静脉搏动,但静脉压增高或三尖瓣关闭不全时,在右侧颈部可观察到颈内静脉搏动。

颈内静脉搏动与颈动脉搏动的区别:前者搏动能看见但不能触及,搏动上升缓慢而下降快,在锁骨上静脉处手指按压则搏动消失;而后者搏动触诊明显,搏动上升快而下降缓慢,在锁骨上按压后搏动仍然存在。

3.肝颈静脉回流征

右上腹肝区重压 30～60 秒,观察颈外静脉充盈水平。如充盈水平增高,则称为肝颈静脉回流征阳性。

(四)发绀

(1)口唇发绀应注意排除口唇色素沉着。

(2)注意舌质颜色,有助于发绀诊断。

(3)二尖瓣面容:表现为颧赤唇绀,见于二尖瓣狭窄等严重发绀的患者。

(4)差别性发绀:在动脉导管未闭患者,当出现右向左分流时,如分流出现在锁骨下动脉和颈动脉水平以下,可导致头部、上肢正常而下肢发绀,称为"差别性发绀"。

(5)完全性大血管错位伴动脉导管前缩窄或主动脉阻断者,上肢发绀较下肢严重。

(五)杵状指/趾

1.特点

末端指/趾节明显增宽变厚;甲床根部与皮肤之间的角度消失,呈弧状隆起;膨大部分有小血管扩张、组织间隙水肿,晚期有组织增生,甲床根部变软而有弹性。

2.分类

杵状指/趾分为发绀型杵状指/趾,如先天性发绀型心脏病、肺源性心脏病等;非发绀型杵状指/趾,如亚急性感染性心内膜炎等。

二、触诊

检查者先用右手全手掌、手掌尺侧或示指和中指并拢的指腹检查,从心尖部开始,逆时针方向全面检查心前区,必要时用单指触诊以确定视诊检查发现的搏动,如与视诊配合,能起互补效果。

(一)心脏触诊

1.心脏搏动

(1)正常心尖冲动位于左侧锁骨中线第 5 肋间内 0.5～1.0 cm。

(2)左心室增大,心尖冲动向左下移位,触诊有抬举感。

(3)右心室增大,心脏搏动可在胸骨左缘下端或剑突下被触及。

(4)舒张早期快速充盈搏动见于左心衰竭或严重二尖瓣关闭不全。

(5)胸骨左缘 2～3 肋间触及收缩期肺动脉段搏动,提示肺动脉高压。

(6)大量心包积液时,心尖冲动常不能触及。

2.震颤

震颤为与心脏杂音有关的低频振动。

(1)二尖瓣狭窄:心尖部舒张中晚期震颤。

(2)主动脉瓣狭窄:胸骨右缘第2肋间可触及收缩期震颤。

(3)二尖瓣反流:有时在心前区可触及收缩期震颤。

(4)肺动脉瓣狭窄:通常在胸骨左缘第2间触及收缩期震颤。

(5)三尖瓣反流:有时在胸骨左缘可触及收缩期震颤。

(6)动脉导管未闭:在胸骨左缘第2肋间可触及连续性震颤。

(7)主动脉-肺动脉瘘:在胸骨左缘3～4肋间可触及连续性震颤。

3.心包摩擦感

在心前区(胸骨左缘第4肋间)触及一种连续性振动感,包括收缩期和舒张期,但以收缩期明显。坐位或呼气末更易触及。一旦出现心包积液,则心包摩擦感消失。

(二)脉搏触诊

触诊脉搏的频率和节律,有利于心律失常的诊断。四肢脉搏不对称,常见于多发性大动脉炎;上肢脉搏增强而下肢脉搏减弱或消失,提示可能为先天性主动脉缩窄。异常的脉搏有以下几种。

1.洪脉

脉搏强大有力。见于高热、甲状腺功能亢进、主动脉瓣关闭不全,与心搏出量增加和外周血管阻力降低有关。

2.细脉

脉搏细而弱。见于二尖瓣狭窄、主动脉瓣狭窄、心功能不全、休克等。

3.水冲脉

脉搏骤起骤降、急促有力。检查时,将患者手臂抬高过头,并紧握其手腕掌面,则水冲脉更明显。见于主动脉瓣关闭不全、甲状腺功能亢进、动脉导管未闭等。

4.交替脉

脉搏强弱交替出现。见于左心功能不全早期,左心室舒张末容积每隔1次心跳达到最适前负荷,此次心跳心搏出量增大,脉搏增强。

5.奇脉

脉搏在吸气时明显减弱或消失,吸气时收缩压下降＞1.3 kPa(10 mmHg)。见于大量心包积液和缩窄性心包炎,是心脏压塞的重要体征之一。

6.重搏脉

脉搏可触及双峰,第二峰在深的重搏波切迹之后。如同时做心音图,第二峰(重搏脉)在第二心音之后。见于伤寒或长期发热的患者。

7.双峰脉

收缩期可触及 2 个冲动,即心音图示第二心音之前有 2 个峰。见于肥厚型梗阻性心肌病,常在 Valsalva 动作或吸入亚硝酸异戊酯时更明显。

三、叩诊

(一)心脏浊音界

心脏及大血管为不含气器官,叩诊为实音,称绝对浊音界;心脏被肺遮盖的部分,叩诊为相对实音,称相对浊音界。正常心脏相对浊音界如下,见表 3-1。

表 3-1　正常心脏浊音界

右界/cm	肋间	左界/cm
2～3	2	2～3
2～3	3	3.5～4.5
3～4	4	5～6
	5	7～9

(二)心脏浊音界改变

1.左心室肥大

心浊音界向左下扩大,心腰加深,心浊音界可呈"靴形"。多见于主动脉瓣关闭不全、高血压性心脏病等。

2.右心室肥大

轻度增大仅使心绝对浊音界增大;显著右室增大者,相对浊音界同时向左右扩大,但由于其前为胸骨,其右下为肝脏,使心脏沿长轴顺时针转位,故向左增大较为显著。多见于肺源性心脏病或房间隔缺损等。

3.双心室肥大

心浊音界向两侧扩大,且左界向左下扩大明显,称普大型。多见于扩张型心肌病或全心衰竭等。

4.左心房增大或合并肺动脉段扩大

胸骨左缘第 2、3 肋间心界扩大,心腰明显膨出,叩诊心浊音界呈"梨形"。多见于二尖瓣狭窄等。

5.主动脉扩张

胸骨右缘第 1、2 肋间心界扩大,常伴收缩期搏动,心界向两侧普遍增大,叩诊心界呈"球形"增大。多见于升主动脉瘤等。

6.心包积液

两侧扩大,并随体位面改变。坐位叩诊心浊音界呈"烧瓶状",而卧位时心底部浊音界明显增宽。多见于大量心包积液。

四、听诊

(一)瓣膜听诊区

1.二尖瓣区

正常心尖部位于左锁骨中线内侧第 5 肋间。心脏增大时,选择心尖冲动最强的点为二尖瓣听诊区。

2.肺动脉瓣区

肺动脉瓣区位于胸骨左缘第 2 肋间。

3.主动脉瓣区

主动脉瓣区位于胸骨右缘第 2 肋间。

4.主动脉瓣第二听诊区

主动脉瓣第二听诊区在胸骨左缘第 3 肋间。

5.三尖瓣区

胸骨体下端近剑突,稍偏左或稍偏右均可。

(二)听诊顺序

通常按瓣膜病变好发部位的次序听诊:二尖瓣区——主动脉瓣区——主动脉瓣第二听诊区——肺动脉瓣区——三尖瓣区。必要时对腋下、颈部、背部进行听诊。

(三)听诊内容

听诊内容包括心音、心脏杂音、心率和心律。

1.心音

(1)正常心音:按心音在心动周期中出现的先后次序,可依次命名为第一心音、第二心音、第三心音和第四心音,见表3-2。一般情况下,只能闻及第一、第二心音,第三心音可在部分青少年中闻及,第四心音一般不能闻及。如闻及第四心音,即属病理性。

(2)额外心音。①收缩期额外心音:收缩早期喷射音(又称收缩早期喀喇音),收缩中、晚期喀喇音。②舒张期额外心音:二尖瓣开放拍击音,心包叩击音,肿瘤扑落音。

表 3-2 正常心音听诊表现

正常心音	发生机制	听诊特点	临床意义
第一心音	主要是由二、三尖瓣瓣膜关闭振动产生,另外心室肌收缩、半月瓣开放和血流冲入主、肺动脉产生的振动也参与其产生	音调较低,音响较强,音时较长(约0.1秒),音质似"勒",听诊在心尖部最响	标志心室收缩期开始
第二心音	主要是由主、肺动脉瓣瓣膜关闭振动产生,另外心室肌舒张、房室瓣开放所产生的振动也参与其产生	音调较高,音响较弱,音时较短(约0.08秒),音质似"得",听诊在心底部最响	标志心室舒张期开始
第三心音	心室舒张早期由于心室快速充盈的血液冲入心室撞击左心室壁振动产生	音调低,音响弱,音时短(约 0.04 秒),音质似"合",听诊于心尖部及其内上方较清楚	少部分儿童或青少年可听到
第四心音	心房肌收缩振动产生	不易听到	听到即病理

2.心脏杂音

(1)收缩期杂音:包括收缩期喷射性杂音,如主动脉瓣狭窄或肺动脉瓣狭窄;收缩期反流性杂音,如二尖瓣或三尖瓣关闭不全;收缩期分流性杂音,如室间隔缺损。

(2)舒张期杂音:包括舒张期充盈性杂音,如二尖瓣狭窄;舒张期反流性杂音,如主动脉瓣或肺动脉瓣关闭不全;舒张晚期(收缩期前)杂音,如二尖瓣狭窄心房收缩时产生的杂音。

(3)连续性杂音:如动脉导管未闭。

(4)心脏杂音强度分级。①Ⅰ级:杂音弱而短暂,需仔细听才能听到。②Ⅱ级:较易听到,但柔和。③Ⅲ级:中等强度的杂音。④Ⅳ级:较响亮的杂音。⑤Ⅴ级:很响亮的杂音,震耳,但听诊器胸件离开胸壁即听不到。⑥Ⅵ级:极响,听诊器胸件距胸壁有一定距离也能听到。

3.心率

心率指每分钟心搏次数,听诊时计数。正常成年人在安静、清醒时心率范围为 60～100 次/分,老年人偏慢,女性稍快,儿童较快,3 岁以下的儿童多在 100 次/分以上。凡成年人心率超过 100 次/分,婴幼儿心率超过 150 次/分称为心动过速。心率低于 60 次/分称为心动过缓。心动过速与过缓,均可见于多种生理性、病理性或药物性因素。

4.心律

心律指心脏跳动的节律,正常人心律基本规则。听诊常见的心律失常有窦性心律不齐、期前收缩和心房颤动3种。

第四节 辅 助 检 查

一、心脏电生理检查

(一)心电图

心电图为临床上应用最广的无创性常规检测心脏的方法,也是心血管病诊断中最常用的检测技术。心电图可以作为心律失常诊断的"金标准"。可诊断的疾病包括心律失常、心脏扩大、肥厚型心肌病、心肌缺血、心肌梗死等。

(二)动态心电图

动态心电图为一种随身携带的心电图记录仪,可连续检测人体24~72小时的心电变化,经回放及信息处理分析结果。可分析诊断的疾病包括心律失常、心肌缺血、心率变异性、起搏信号异常等。

(三)心脏电生理检查

心脏电生理检查是以整体心脏或心脏的一部分为对象,记录心内心电图、标测心电图和应用各种特定的电脉冲刺激,以诊断和研究心律失常的一种方法。对于窦房结、房室结功能评价,预激综合征旁路定位,室上性心动过速和室性心动过速的机制研究,以及筛选抗心律失常药物和拟定最佳治疗方案,均有实际重要意义。用于起搏器、心脏自动心律转复除颤器、导管消融治疗疗效的预测与评价。常采用的心脏电生理检查方法分为非创伤性检查和创伤性检查2种。

1.非创伤性检查

非创伤性检查即食管调搏,是一种对人体无损伤的常见的电生理检查方法。临床应用于测定心脏窦房结、窦房传导功能及房室传导功能,明确心律失常的发生机制及诊断,以指导进一步治疗。

2.创伤性检查

创伤性检查即经静脉穿刺心内放置电极电刺激检查。该检查方法对一些疑难疾病的诊断是非常必要的。医师可以确定在心脏内引起严重心律失常的异常部位。

(四)24 小时动态血压监测

24 小时动态血压指使用动态血压监测仪器测定一个人昼夜 24 小时内的血压波动。临床应用于明确高血压病诊断,确定高血压类型,指导合理用药,预防心脑血管并发症,判断高血压患者有无靶器官损害,预测一天内心脑血管疾病突然发作的时间。

二、心脏形态学检查

(一)胸部 X 线检查

受检者取站立位,一般在平静吸气下屏气投照。心血管的常规 X 线检查包括后前正位、左前斜位、右前斜位和左侧位摄片。正位片能显示出心脏大血管的大小、形态、位置和轮廓,能观察心脏与毗邻器官的关系和肺内血管的变化,可用于心脏及其径线的测量。左前斜位片显示主动脉的全貌和左、右心室及右心房增大的情况。右前斜位片有助于观察左心房增大、肺动脉段突出和右心室漏斗部增大的变化。左侧位片能观察心、胸的前后径和胸廓畸形等情况,对主动脉瘤与纵隔肿物的鉴别及定位尤为重要。

(二)彩色多普勒超声心动图

彩色多普勒超声心动图是唯一能动态显示心腔内结构、心肌厚度、瓣膜活动状态、心脏功能、血液在心脏内变化的仪器,对人体没有任何损伤,可诊断的疾病包括风湿性心脏病、心包疾病、先天性心脏病、心肌病、各种心脏病晚期的心脏扩大等。

三、心脏功能学检查

(一)超声心动图

超声心动图是利用超声的特殊物理学特性检查心脏和大血管解剖结构及功能状态的一种首选无创性技术。临床常用的有 M 型超声心动图、二维超声心动图、经食管超声心动图和多普勒超声心动图。

1.M 型超声心动图和二维超声心动图

M 型超声心动图和二维超声心动图临床应用于观察心脏和大血管结构,对心包积液、心肌病、先天性心脏病、各种心瓣膜病、急性心肌梗死的并发症、心腔内附壁血栓形成等有重要诊断价值。

2.经食管超声心动图

经食管超声心动图临床应用于对经胸部超声不能获得满意图像及左心耳部血栓、感染性心内膜炎、主动脉夹层、术中监测等。

3.多普勒超声心动图

多普勒超声心动图可探测血流速度和血流类型,因而对有分流和返流的心血管病诊断帮助很大,还能较准确地提供左心室收缩和舒张功能的定量数据。

(二)心电图平板运动试验

心电图平板运动试验即运动平板心电图,是心电图负荷试验中最常见的一种,故又称运动负荷试验,它是目前诊断冠心病最常用的一种辅助手段。临床应用:①估计冠状动脉狭窄的严重程度。②测定冠心病患者心脏功能和运动耐量,以便客观地安排患者的活动范围和劳动强度。③观察冠心病患者治疗(药物或手术)的效果。

四、冠状动脉形态学检查

(一)心肌灌注显像

心肌灌注显像是通过特定的显像仪,利用心肌血流灌注显像剂的示踪特性,获得在特定条件下的心肌血流灌注影像,以此了解心肌的供血和存活情况。临床应用于诊断冠心病,心肌梗死面积或缺血部位、大小和范围,冠脉搭桥术及溶栓治疗的监测。

(二)冠状动脉CT血管造影

冠状动脉CT血管造影是一项无创性冠状动脉检查方法,可以评价冠状动脉有无斑块、血管狭窄、血管有无变异等,也可用于冠状动脉支架术后与搭桥术后的评价。

(三)冠状动脉造影

冠状动脉造影是诊断冠心病的一种常用而且有效的方法,是一种较为安全可靠的有创诊断技术,现已广泛应用于临床,被认为是诊断冠心病的"金标准"。

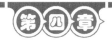

心血管病的治疗

第一节 辨证方法

一、八纲辨证

八纲,即表、里、寒、热、虚、实、阴、阳8个辨证的纲领。八纲辨证是从各种具体证候的个性中概括出来的具有普遍规律的共性内容,反映了疾病的基本特点。

(一)阴阳辨证

阴阳是辨证的总纲,既可以统领其他六纲,又具有自身特定的内容。临床上阴阳辨证常表现为阴阳的偏盛偏衰,而心血管病中多以阴盛证、阳盛证、阴虚证、阳虚证、亡阴证和亡阳证等为主。

(二)表里辨证

辨别表里对于外感病的诊治尤为重要。心血管病的证候以里证居多,当合并外感疾病时,则应详辨表里,掌握疾病的演变规律,以决定解表与攻里的先后顺序及治疗侧重。临床上这种表里辨证多见于慢性心功能不全伴呼吸道感染者。

(三)寒热辨证

心血管病若见恶寒喜暖,面色㿠白,肢冷蜷卧,口淡不渴,或渴喜热饮,痰涎清稀,小便清长,大便稀溏,舌淡苔白润滑,脉迟或紧等,则属寒证,多因外感阴寒邪气,或因内伤久病,阳气耗伤,或过服生冷寒凉,阴寒内盛所致。若见恶热喜冷,面红目赤,烦躁不宁,口渴喜冷饮,痰、涕黄稠,小便短赤,大便干结,舌红苔黄而干燥,脉数等,则属热证,多因外感火热之邪,或寒邪入里化热,或因七情过极,郁而化热,或过食辛辣温热之品,或房事劳伤,劫夺阴精,阴虚阳亢所致。

(四)虚实辨证

虚证与实证反映疾病发展过程中正气和邪气的盛衰变化及力量对比。《素问·通评虚实论》谓:"邪气盛则实,精气夺则虚。"心血管病后期,心功能减退,常表现出以不足、松弛、衰退为特点的虚性症状,可见乏力、气短及喘憋等临床表现。八纲各自反映病证某一方面的病理特征,它们之间密切联系而不可分割,并随着病程发展而不断变化,故而呈现出临床上复杂多变的证候。有鉴于此,在临床辨证时,既要注意八纲基本证候的识别,也要注意八纲证候之间的联系,以全面认识病证,从而做出正确的诊断。

二、脏腑辨证

心主血脉和神志,其病理状态以两者功能失常为主,临床表现为心悸、怔忡、心烦、失眠、胸痛、口舌生疮和脉结代等。心血管病常见中医证候有心气亏虚、心血亏虚、心阴亏虚、气阴两虚、心阳亏虚、阳虚水泛、水气凌心、心火炽盛、痰火扰神、心血瘀阻、痰瘀互结及寒凝心脉等。此外,心五行属火,为君主之官,与其他五脏关系密切,因此临床上心肺气虚、心脾两虚、心肾阳虚及心肾不交等证亦常见于心血管病。

三、六经辨证

六经辨证是对阴阳辨证的深化细化,是对八纲辨证的具体应用,其在临床中应用广泛。六经辨证中与心血管病联系密切的是少阴病证。少阴病证是外感病过程中的后期阶段,是以心肾两脏虚衰、全身阴阳衰惫为主要特征的病变。少阴经内连于心、肾两脏。心主火居上焦,肾主水居下焦,水火既济,心肾功能正常则能保持机体内部的阴阳动态平衡。因此,少阴病的发生就在于水火之脏的关系失调,表现为机体全身性的功能衰退。

四、卫气营血辨证

在心血管病中运用卫气营血辨证者多见于合并外感病邪时。其中,卫分主表,病位在肺与体表,病情轻浅;气分主里,病位在肺、胸膈、胆、三焦、胃、肠等脏腑,病情较重;营分为热邪进入心营,病位在心与包络,病情深重;血分为热邪深入心、肝、肾,已经动血耗血,病情危重。温热病一般多起于卫分,渐次传入气分、营分、血分,形成病邪步步深入的传变规律。

五、三焦辨证

三焦辨证亦主要用于心血管病伴有外感病邪者。其中,上焦病证是指温热之邪侵袭肺卫及陷入心包所表现的证候。病情危重时,温热之邪可以逆传心包,出现神昏谵语、舌謇或不语、胸腹灼热而四肢厥冷等症。中焦病证主要包括手阳明大肠、足阳明胃和足太阴脾的病变,多见于温热病的中期或极期,病情较重。下焦病证主要包括足少阴肾和足厥阴肝的病变,多为肝肾阴虚之证,属温热病的末期,病情深重。

第二节 治 则 治 法

一、治则

治则是指治疗疾病的基本原则。它是基于中医整体观念和辨证论治理论形成的治疗疾病的准绳,指导着临床确立治法和处方施治。在心血管病中常用的中医治则有标本缓急、扶正祛邪、整体论治、三因制宜等方面。

(一)标本缓急

1.急则治其标

心血管病出现标急的情况多见于心肌梗死、急性心力衰竭、恶性心律失常及高血压危象等急危重症。若不立即采取针对性救治,则很有可能危及生命。因此,急则治其标的目的是迅速缓解病情,解除疾病进一步恶化的诱导因素,以维持机体正常的生命状态。待危险因素缓解,临床症状改善之后,再依据疾病的病机本质,采取针对性的治疗。

2.缓则治其本

当病情平稳、病势和缓或病程较长时,应当针对疾病本质进行治疗。根据其病因病机,确立基本治则,采取相应的治法方药。心血管病中"缓则治其本"多用于冠心病稳定型心绞痛、慢性心力衰竭、高血压血压控制平稳及心脏的康复治疗。通过综合调理心的气血阴阳,及其与其他脏腑的相关性,能够从本质上缓解或消除心血管的病理改变,从而达到治疗疾病或防止疾病进一步进展的目的。

3.标本兼治

当标本俱急或标本俱缓时应当标本兼治。临床上"治标"与"治本"并不违背,前者针对疾病表现出的外在表象进行治疗;后者则基于病机本质采取治疗措施。通过标本并治,一表一里,更能发挥中医药的临床疗效。

(二)扶正祛邪

1.扶正

扶正是指扶助正气以治疗疾病的原则。通过运用具有扶正培本的药物或其他疗法,并适当辅以营养和功能锻炼等,以增强体质,提高机体的抗病能力,从而祛邪外出,或防御外邪侵袭,恢复机体正常的生理状态。

扶正适用于虚证的治疗,表现为正虚为主而邪实不盛,是"虚者补之"的体现。临床上正虚包括气血阴阳亏虚或脏腑虚损,应该补益相应脏腑的气血阴阳,使之恢复到平衡和谐状态。心血管病常见虚证为心气虚、心血虚、心阴虚、心阳虚、肝血虚、肾阴虚及肾阳虚等。例如,心阳虚之心悸,当温补阳气,平心定悸。

2.祛邪

祛邪则是消除邪气的治疗原则。通过使用具有祛邪作用的药物或其他疗法,以祛除致病因素,邪去正安,使机体发挥正常的生理功能。

祛邪适用于实证的治疗,表现为邪实为主而正气未衰,是"实者泻之"的体现。临床上常用祛邪法包括汗法、吐法、下法、清热、利湿、化痰、消导、行气、活血等,根据致病邪气的不同而分别采用不同的具体治法。心血管病常见邪实包括瘀血、痰浊、气滞、寒凝及火热等。

3.攻补并用

攻补并用即扶正与祛邪并施。适用于正虚与邪实同时存在,但正虚不甚,邪实不亢的病证。临床运用时需分清正虚邪实的主次关系,灵活运用扶正与祛邪的先后和偏重,根据病情实际情况采用先攻后补、先补后攻和攻补兼施的不同方法。

(三)整体论治

1.调和阴阳

心病者,因本虚标实多见,故常常用到补其不足。补其不足指对于阴阳偏衰的病证,采用"虚则补之"的方法予以治疗的原则。病有阴虚、阳虚、阴阳两虚之分,其治则有滋阴、补阳、阴阳双补之别。

此外,心病中有少数是肝阳上亢导致的,需要损其有余。损其有余又称损其偏盛,是指阴或阳的一方偏盛有余的病证,应当用"实则泻之"的方法来治疗。如抑其阳盛、阳盛则热所致的实热证,应用清泄阳热、治热以寒的法则治疗。

2.调和气血

心病与气血失调密切相关,常见的有气虚血瘀、气滞血瘀、气血亏虚等。临证要细辨气血之间的关系,酌情调和气血。

3.调和津液

(1)滋补津液:用于治疗津液不足之证。原因是实热伤津,宜清热生津,所以治宜滋阴生津、滋补阴液、敛液救阴,同时尚可对造成津液亏虚的原因采取相应的治法。

(2)祛除水湿痰饮:用于治疗水湿痰饮内停之证。原因是水液代谢障碍,其中湿盛者,宜祛湿、化湿或利湿;水肿或水臌者,宜利水消肿;痰饮为患者,宜化痰逐饮。多责之肺、脾、肾、肝,故从脏腑而言,水湿痰饮的调治多从肺、脾、肾、肝入手。

(四)三因制宜

人的生理活动、病理变化、疾病治疗都要考虑季节气候、地域环境及人的体质、年龄等不同因素,针对个体的不同特征予以相应治疗,将此称作"三因制宜",即因时、因地、因人制宜。

二、治法

方随法出,法依证立,临床上根据心血管病的常见中医证型,采取相应的治法方药,具体治疗方法包括补益心气、补养心血、滋养心阴、益气养阴、温补心阳、温阳利水、清心泻火等。

(一)补益心气法

1.适应证

该法适用于思虑劳倦,耗伤心气;或先天禀赋不足,心气本虚;或后天失养,气血化源不足;或年高体弱,脏腑功能减退;或久病不愈,耗伤正气等证见心气不足者。心气虚则行血无力,日久可影响肺、脾、肾三脏功能失调,极易出现瘀血、痰浊等病理产物。常见于心悸、怔忡、不寐、胸痹、心痛、百合病等疾病。西医学中的冠心病、心力衰竭、心律失常,以及各种原因所致的心肌病、心脏神经症等证见心气亏虚者,可参考本治法。

2.代表方

养心汤加减。

3.功能

补益心气,养血安神。

4.常用药

黄芪、党参补脾益气;当归补血养心,与黄芪、人参配伍,以培气生血;茯苓养心安神,以治神志不宁;酸枣仁、柏子仁、远志、五味子补心安神;半夏曲和胃消食,配黄芪、人参补脾和中,以资气血生化之源;桂枝温通血脉而增本方温养之效;川芎调肝和血,且使诸药补而不滞;煎加生姜、大枣更增加益脾和中、调和气血之功;甘草调和诸药,且与人参、黄芪为伍,以增强益气之功。

(二)补养心血法

1.适应证

该法适用于凡劳倦过度,心血耗损过度;或先天禀赋不足,心血亏虚;或后天失养,脾胃虚弱,化源不足;或久病体弱,血液生化无力;或汗出过度,耗伤心营;或长期慢性失血等证见心血不足,营血亏损者。心血亏虚则血脉不充,则不能荣养周身形体、脏腑、官窍等。心血不足,累及他脏,亦可导致脾血不足或脾气虚弱,引起两脏的功能失调。心血不足,血行不畅,又可引起气滞。心血虚损,演变发展,则又可导致心血暗耗,而出现虚火内扰等症。本证常见于心悸、怔忡、不寐、健忘、头晕等病证。西医学中各种器质性心脏病、各种原因导致的贫血、心脏神经症、甲状腺功能亢进、慢性白血病、出血性疾病等证见心血亏虚者,可参考本治法。

2.代表方

四物汤或归脾汤加减。

3.功能

益气健脾,养血宁心。

4.常用药

当归、熟地黄、川芎养血补血活血;人参、黄芪、白术、甘草甘温之品补脾益气以生血,使气旺而血生;龙眼肉甘温补血养心;茯神、酸枣仁、远志宁心安神;木香辛香而散,理气醒脾,与大量益气健脾药配伍,复中焦运化之功,又能防大量益气补血药滋腻碍胃,使补而不滞,滋而不腻;用生姜、大枣调和脾胃,以资化源。

(三)滋养心阴法

1.适应证

该法适用于凡思虑劳伤太过,心阴暗耗,心神失养;或五志过极、化火伤阴;或热病伤阴,心阴亏损,阴虚火旺;或年老久病肾阴亏虚,心火亢盛,以致心肾不交者。心阴虚证常见于心悸、怔忡、虚劳、不寐等病证。西医学中各种原因引起心律失常、心肌炎、心脏神经症、甲状腺功能亢进、功能性低热等见心阴虚者,可参考本法论治。

2.代表方

天王补心丹加减。

3.功能

滋阴清热,养心安神。

4.常用药

生地黄入心能养血,入肾能滋阴,故能滋阴养血,壮水以制虚。天冬、麦冬滋阴清热,酸枣仁、柏子仁养心安神,当归补血润燥,共助生地黄滋阴补血,并养心安神。玄参滋阴降火;茯苓、远志养心安神;人参补气以生血,并能安神益智;五味子之酸以敛心气,安心神;丹参清心活血,使补而不滞,则心血易生;朱砂镇心安神;桔梗载药上行以使药力缓留于上。若心阴虚损,心火偏旺者,加黄柏、栀子、木通等,以清心泻火;若心阴不足,气虚乏力,神疲自汗者,加黄芪、太子参等,以益气养阴;若兼见肾阴亏损,腰酸耳鸣,口干咽燥者,加女贞子、旱莲草等,以滋养肾阴;若兼有心血虚,面色少华,头晕目眩,唇舌色淡者,加熟地黄、白芍等,以滋养阴血;若心悸不宁,难以入寐者,加龙骨、合欢皮、夜交藤等,以养心安神。

(四)益气养阴法

1.适应证

该法适用于先天禀赋不足,素体虚弱,心气阴耗伤;或思虑过度,劳伤虚损,耗伤气阴者。常见于心悸、怔忡、胸痹、心痹、不寐、汗证等病证。西医学之风湿性心脏病、肺源性心脏病、高血压性心脏病、心力衰竭、心律失常、心脏神经症、甲状腺功能亢进、病毒性心肌炎等证见有气阴两虚者,可参考本治法。

2.代表方

生脉散加减。

3.功能

益气生津,敛阴止汗。

4.常用药

方中人参甘温,益元气,补肺气,生津液,故为君药。麦冬甘寒养阴清热,润肺生津,故为臣药。人参、麦冬合用,则益气养阴之功益彰。五味子酸温,敛肺止汗,生津止渴,为佐药。三药合用,一补一润一敛,益气养阴,生津止渴,敛阴止汗,使气复津生,汗止阴存,气充脉复,故名"生脉"。《医方集解》说:"人有将死脉绝者,服此能复生之,其功甚大。"至于久咳肺伤,气阴两虚证,取其益气养阴,敛肺止咳,令气阴两复,肺润津生,诸症可平。

(五)温补心阳法

1.适应证

该法适用于心阳虚证,或因心气、心阴大伤,气损及阳,阴损及阳者;或脾阳素虚,不能运化水湿,聚湿成饮,饮邪上逆,损伤心阳;或思虑劳心过度,心阳受损;或久病体弱,脏气虚弱,心阳虚证者。若久病不治,疾病迁延可出现心阳暴脱等危重症。常见于心悸、胸痹、厥心痛、真心痛、虚劳等疾病。西医学之冠心病、心肌病、心律失常、心肌梗死、心脏神经症、心力衰竭等证见心阳虚者,可参考本治法。

2.代表方

桂枝甘草龙骨牡蛎汤加减,或参附汤、四逆汤加减。

3.功能

参附汤功能回阳益气,以汗出如脱、心阳衰微者为宜;四逆汤重在回阳救逆、以四肢厥逆、正虚阳脱者为宜。

4.常用药

桂枝扶助心阳;炙甘草补虚益气;配以牡蛎、龙骨重镇安神。生附子入心、脾、肾经,温壮元阳,破散阴寒,回阳救逆。生用则能速达内外以温热逐寒。干姜温中散寒,助阳通脉。附子与干姜同用,一温先天以生后天,一温后天以养先天,相须为用,相得益彰,温里回阳之力大增,是回阳救逆的常用组合。甘草益气补中。如见失眠,加石菖蒲、酸枣仁、远志;气虚,加党参、黄芪;寒甚,加重桂枝量,也可酌加干姜、熟附子;伴阴虚者,酌加生地黄、麦冬等。综观本方,药简力专,大辛大热,使阳复厥回,故名"四逆汤"。

(六)温阳利水法

1.适应证

该法适用于凡脾肾阳虚,不能运化水液,停聚为饮,上凌于心;或寒饮内停,水饮上逆,上凌心肺者。若疾病演变,可波及肺、脾、肾,出现脾肾阳虚、心肾阳虚、痰饮阻肺等复杂的病理变化。常见于心悸、怔忡、眩晕、喘证、水肿等病证。西医学中风湿性心脏病、肺源性心脏病、心力衰竭、慢性肾炎、肾病综合征等证见水气凌心者,可参考本治法。

2.代表方

苓桂术甘汤加减。

3.功能

温阳化饮,健脾利湿。

4.常用药

茯苓甘淡健脾利水,渗湿化饮,既能消除已聚之痰饮,又善平饮邪之上逆。桂枝功能温阳化气,平冲降逆。苓桂相合为温阳化气,利水平冲之常用组合。白术健脾燥湿,茯苓、白术相须,为健脾祛湿的常用组合,体现了治生痰之源以治本之意;桂枝、白术同用,也是温阳健脾的常用组合。炙甘草其用有三:一可合桂枝以辛甘化阳,以襄助温补中阳之力;二可合白术益气健脾,崇土以利制水;三可调和诸药,功兼佐使之用。若下肢肿甚,加泽泻、车前子、防己以化气行水;若水气凌心,兼气机不畅,胸闷疼痛者,加瓜蒌皮、枳壳、沉香、檀香等,以宣通气机。若脾肾阳虚冷,小便清长而量多者,加菟丝子、补骨脂、巴戟天等,以温补肾脾肾;正虚阳脱者,宜重用熟附片;若心肺气虚,呼吸急促,不能平卧,汗出肢冷者,加人参、麦冬、五味子、山茱萸等。

(七)清心泻火法

1.适应证

该法适用于凡感受火热之邪,心经热盛;或情志过极化火,耗伤心阴;或饮食偏嗜,嗜食辛辣,致使心火亢盛者。证见心悸阵作,烦热躁动不安,寐多噩梦,目赤面红,口干口苦,舌尖红绛,脉数有力。常见于心悸、不寐、口疮等病证。西医学中之失眠、各种原因导致的心律失常、高血压、口腔溃疡等证见心经热盛者,可参考本证法。

2.代表方

朱砂安神丸加减。

3.功能

镇心安神,养阴清热。

4.常用药

朱砂甘寒质重,专入心经,寒能清热,重可镇怯,既能重镇安神,又可清心火。黄连苦寒,入心经,清心泻火,以除烦热。生地黄甘苦寒,滋阴清热;当归辛甘温润,补血,合生地黄滋补阴血以养心。炙甘草调药和中,防黄连苦寒、朱砂质重碍胃。

第三节 常用方药

一、常用中药

(一)人参

1.性味归经

味甘、微苦,性平。归脾、肺、心经。

2.功效主治

补气,固脱,生津,安神,益智。用于气短喘促,心悸健忘,口渴多汗,食少无力,一切急慢性疾病及失血后引起的休克、虚脱。

3.用法用量

常用量3～9 g,水煎服。挽救虚脱可用15～30 g,文火另煎兑服,也可研粉吞服,1次2 g,1天2次。不宜与藜芦、五灵脂同用。

(二)黄芪

1.性味归经

味甘,性温。归心、肺、脾、肾经。

2.功效主治

补气固表,利尿,托毒排脓,生肌敛疮。主治气短心悸,倦怠,乏力,自汗,盗汗,久泻,脱肛,子宫脱垂,体虚水肿,慢性肾炎,痈疽难溃,或溃久不敛。炙黄芪能益气补中,用于气虚乏力、食少便溏等症。

3.用法用量

常用量9～30 g,水煎服。

(三)白术

1.性味归经

味苦、甘,性温。归脾、胃经。

2.功效主治

健脾益气,燥湿利水,止汗,安胎。用于脾虚食少,腹胀泄泻,痰饮眩悸,水肿,自汗,胎动不安。炒用可增强补气、健脾、止泻作用。

3.用法用量

常用量6～12 g,水煎服。

（四）甘草

1.性味归经

味甘,平。归心、肺、脾、胃经。

2.功效主治

益气补中,缓急止痛,润肺止咳,泻火解毒,调和诸药。主倦怠食少,肌瘦面黄,心悸气短,腹痛便溏,四肢挛急疼痛,脏躁,咳嗽气喘,咽喉肿痛,痈疮肿痛,小儿胎毒,及药物、食物中毒。凡入补益药中宜炙用,入清泻药中宜生用。不宜与京大戟、芫花、甘遂同用。

3.用法用量

常用量 1.5～9.0 g,水煎服。调和诸药用量宜小,作为主药用量宜稍大,可用 10 g 左右;用于中毒抢救,可用 30～60 g。

（五）当归

1.性味归经

味甘、辛,性温。归肝、心、脾经。

2.功效主治

补血活血,调经止痛,润肠通便。用于血虚萎黄,眩晕心悸,月经不调,经闭痛经,虚寒腹痛,肠燥便秘,风湿痹痛,跌扑损伤,痈疽疮疡。酒当归活血通经。用于经闭痛经,风湿痹痛,跌扑损伤。

3.用法用量

常用量 6～12 g,水煎服。湿盛中满、大便泄泻者忌服。

（六）麦冬

1.性味归经

味甘、微苦,性微寒。归胃、肺、心经。

2.功效主治

养阴生津,润肺清心。主阴虚肺燥,咳嗽痰黏,胃阴不足,口燥咽干,肠燥便秘。

3.用法用量

常用量 6～12 g,水煎服。

（七）半夏

1.性味归经

味辛,性温;有毒。归脾、胃、肺经。

61

2.功效主治

燥湿化痰,降逆止呕,消痞散结。用于痰多咳喘,痰饮眩悸,风痰眩晕,痰厥头痛,呕吐反胃,胸脘痞闷,梅核气;生用外治痈肿痰核。姜半夏多用于降逆止呕。

3.用法用量

内服一般炮制后用,3~9 g;外用适量,磨汁涂或研末以酒调敷患处。

(八)苍术

1.性味归经

味辛、苦,性温。归脾、胃、肝经。

2.功效主治

燥湿健脾,祛风散寒,明目。用于脘腹胀满,泄泻,水肿,脚气痿躄,风湿痹痛,风寒感冒,夜盲。

3.用法用量

常用量 3~9 g,水煎服。

(九)陈皮

1.性味归经

味辛、苦,性温。归脾、肺经。

2.功效主治

理气健脾,燥湿化痰。用于中焦寒湿气滞,脘腹胀痛,恶心呕吐,泄泻,寒痰咳嗽,胸痹短气等。

3.用法用量

常用量 3~9 g,水煎服。

(十)川芎

1.性味归经

味辛,性温。归肝、胆、心包经。

2.功效主治

活血行气,祛风止痛。用于月经不调,经闭痛经,症瘕腹痛,胸胁刺痛,跌扑肿痛,头痛,风湿痹痛。

3.用法用量

常用量 3~10 g,水煎服。

(十一)薤白

1.性味归经

味辛、苦,温。归肺、心、胃、大肠经。

2.功效主治

通阳散结,行气导滞。

3.用法用量

生用。5～10 g,水煎服。

二、常用方剂

(一)小青龙汤

1.组成

麻黄 9 g,桂枝 9 g,芍药 9 g,炙甘草 6 g,五味子 6 g,干姜 6 g,细辛 6 g,半夏 9 g。

2.效用

解表散寒,温肺化饮。适用于肺源性心脏病、病态窦房结综合征、慢性充血性心力衰竭等证属外感风寒,内有寒饮所致的病证,以咳喘心悸加剧、胸部胀闷、咳痰稀白量多、舌苔薄白而腻、脉弦滑为主要临床表现。

(二)小柴胡汤

1.组成

柴胡 24 g,黄芩、人参、半夏、炙甘草、生姜各 9 g,大枣 12 枚。

2.效用

和解少阳。适用于病毒性心肌炎邪毒侵心、气阴两虚证,症见全身时冷时热,咽痛,心烦胸闷,心悸,饮食减少,疲倦乏力,自汗盗汗;气滞血瘀型窦性心动过速;心肌梗死,症见气短冷汗,身软乏力,怕冷,食欲缺乏恶心,舌淡苔白,脉弦。

(三)保元汤

1.组成

黄芪 9 g,人参 3 g,炙甘草 3 g,肉桂 1.5 g,生姜 1 片。

2.效用

益气温阳。适用于冠心病、慢性心力衰竭、心律失常,以心悸、气短、喘息、动则尤甚或胸闷伴有恶心、失眠、语音低微、纳少、小便量少、舌黯红、苔薄白、脉沉迟为主要临床表现。

(四)桂枝甘草龙骨牡蛎汤

1.组成

桂枝 15 g,甘草 30 g,牡蛎 30 g,龙骨 30 g。

2.效用

安神救逆。适用于房室传导阻滞、心血管神经症、心律失常,以心悸、失眠、头晕、舌淡苔薄白为主要临床表现。

(五)苓桂术甘汤

1.组成

茯苓、白术各 15 g,桂枝、甘草各 6 g。

2.效用

健脾渗湿,温化痰饮。临床常用于脾肾阳虚、痰湿阻滞、水气凌心的慢性肺源性心脏病、心力衰竭、慢性充血性心力衰竭、冠心病心绞痛、心律失常等心血管病。临床上,尚有该方合升降散治疗病毒性心肌炎,合生脉饮治疗心律失常的情况。

(六)血府逐瘀汤

1.组成

桃仁、当归、川芎、桔梗、枳壳各 12 g,柴胡 9 g,生地黄、赤芍、牛膝各 15 g,红花、甘草各 6 g。

2.效用

活血化瘀,行气止痛,主治瘀血阻滞,经闭不行,或经行腹痛,或头痛胸痛日久不愈,或呃逆日久不止,或内热烦闷,心悸失眠,日晡潮热等。临床上用于治疗冠心病,尤其是不稳定型心绞痛及稳定型心绞痛瘀血内阻证型。临床上,尚有该方治疗更年期女性患者冠心病的情况。

(七)归脾汤

1.组成

黄芪、龙眼肉、酸枣仁各 12 g,当归、白术、茯神各 9 g,人参、木香、远志各 6 g,甘草 3 g。

2.效用

益气补血,健脾养心。适用于心脾两虚型冠心病、慢性心功能不全、心律失常,以胸痛、胸闷、气短、心悸、神疲乏力、畏寒肢冷、自汗、失眠、头晕、面色淡白、食少、便溏为主要临床表现。

(八)参附汤

1.组成

人参 9 g,附子 15 g。

2.效用

益气回阳固脱。元气大亏,阳气暴脱证。手足逆冷,头晕喘促,面色苍白,冷汗淋漓,脉微欲绝。

(九)生脉散

1.组成

人参 9 g,麦冬 9 g,五味子 6 g。

2.效用

益气生津,敛阴止汗。气阴两伤证。肢体倦怠,汗多神疲,气短声低,或干咳少痰,咽干口渴,舌干红少苔,脉微细弱或虚细而数。

(十)瓜蒌薤白白酒汤

1.组成

瓜蒌实 15 g,薤白 12 g,白酒适量。

2.效用

通阳散结,行气去痰。胸阳不振,痰气互结之胸痹轻证。胸部闷痛,甚至胸痛彻背,喘息咳唾,短气,舌苔白腻,脉沉弦或沉紧。

第四节 中成药治疗

一、血府逐瘀胶囊

(一)成分

桃仁(炒)、红花、赤芍、川芎、枳壳(麸炒)、柴胡、桔梗、当归、地黄、牛膝、甘草。

(二)效用

活血祛瘀,行气止痛。用于气滞所致的胸痹、头痛日久、痛如针刺而有定处、内热烦闷、心悸失眠、急躁易怒。

二、葛根素注射液

(一)成分

该药主要成分为葛根素。

(二)效用

血管扩张药。适用于冠心病、心绞痛、心肌梗死、视网膜动、静脉阻塞、突发性耳聋。

三、注射用盐酸川芎嗪

(一)成分

该药主要成分为盐酸川芎嗪。

(二)效用

该药适用于缺血性脑血管病,如脑供血不足、脑血栓形成、脑栓塞及其他缺血性血管疾病如冠心病、脉管炎等。

四、芪参益气滴丸

(一)成分

黄芪、丹参、三七、降香油。

(二)效用

益气通脉,活血止痛。

五、复方丹参片/滴丸

(一)成分

丹参、三七、冰片。

(二)效用

活血化瘀,理气止痛。用于气滞血瘀所致的胸痹,症见胸闷、心前区刺痛;冠心病心绞痛见上述证候者。

六、丹蒌片

(一)成分

瓜蒌皮、薤白、葛根、川芎、丹参、赤芍、泽泻、黄芪、骨碎补、郁金。

（二）效用

宽胸通阳，化痰散结，活血化瘀。用于痰瘀互结所致的胸痹心痛，症见胸闷胸痛，憋气，舌质紫黯，苔白腻；冠心病心绞痛见上述证候者。

七、参芪五味子片

（一）成分

南五味子、党参、黄芪、酸枣仁（炒）。

（二）效用

健脾益气，宁心安神。用于气血不足、心脾两虚所致的失眠、多梦、健忘、乏力、心悸、气短、自汗。

八、安神胶囊

（一）成分

炒酸枣仁、川芎、知母、麦冬、制何首乌、五味子、丹参、茯苓。

（二）效用

补血滋阴，养心安神。用于阴血不足，失眠多梦，心悸不宁，五心烦热，盗汗耳鸣。

九、速效救心丸

（一）成分

川芎、冰片。

（二）效用

行气活血，祛瘀止痛，增加冠脉血流量，缓解心绞痛。用于气滞血瘀型冠心病心绞痛者。

十、冠心苏合丸

（一）成分

苏合香、冰片、乳香（制）、檀香、土木香。

（二）效用

理气、宽胸、止痛。用于寒凝气滞、心脉不通所致的胸痹，症见胸闷、心前区疼痛；冠心病心绞痛见上述证候者。

十一、参麦注射液

(一)成分

红参、麦冬。

(二)效用

益气固脱,养阴生津,生脉。用于治疗气阴两虚型之休克、冠心病、病毒性心肌炎、慢性肺源性心脏病、粒细胞减少症。能提高肿瘤患者的免疫机能,与化疗药物合用时,有一定的增效作用,并能减少化疗药物所引起的毒副作用。

十二、参附注射液

(一)成分

红参、附片(黑顺片)。

(二)效用

回阳救逆,益气固脱。主要用于阳气暴脱的厥脱症(感染性、失血性、失液性休克等);也可用于阳虚(气虚)所致的惊悸、怔忡、喘咳、胃痛、泄泻、痹症等。

十三、参松养心胶囊

(一)成分

人参、麦冬、山茱萸、丹参、炒酸枣仁、桑寄生、赤芍、土鳖虫、甘松、黄连、南五味子、龙骨。

(二)效用

益气养阴,活血通络,清心安神。用于治疗冠心病室性期前收缩属气阴两虚,心络瘀阻证,症见心悸不安,气短乏力,动则加剧,胸部闷痛,失眠多梦,盗汗,神倦懒言。

第五节 外 治 法

一、针法

(一)概要

在中医经络学说的理论指导下,针刺疗法可起到疏通经络、调和阴阳、扶正祛邪的治疗作用。

(二)具体操作

心血管病所表现出的胸痹心痛或者心悸等症状,在临床上常取手少阴心经和手厥阴心包经两经经穴及心之俞募穴为主。常用针刺穴位有内关、郄门、阴郄、心俞、巨阙、神门、膻中等。《标幽赋》有言:"胸满腹痛刺内关",内关为心包络经穴及八脉交会穴之一,通于阴维脉,可调理心气,活血通络,为治疗心悸、心痛的特效穴;郄门、阴郄分别为心包经与心经郄穴,有活血止痛之功,可治疗心血不畅引起的胸痹心痛;心俞、巨阙分别为心之俞穴与募穴,俞募相配,有养心安神、镇静定悸之效;神门为心经原穴,可调理心经气血,兼有镇心安神之作用;膻中为气会,为心胸部局部取穴,可起到宽胸理气、振奋心阳之功效。操作方法多用毫针针刺以上诸穴,虚证多以补法,实证多用泻法。

(三)临床运用

针刺治疗对于心血管病症状的缓解十分显著。现代研究表明,针刺具有保护血管内皮、抗炎、抗氧化以及稳定斑块的作用,既可以从整体(大脑-肠道菌群-骨髓)也可以从局部对脏腑气血功能进行调节。

(四)注意事项

针刺治疗胸痹心痛尤其在缓解症状方面有较好的疗效,但如出现胸痛剧烈、痛如刀绞、肢冷汗出等危急病情,应及时寻求综合治疗。古代医家治疗心绞痛多用泻法,病缓之时用补法。

二、灸法

(一)概要

胸痹心痛的病机离不开正虚与邪实 2 个方面,心阳虚则生内寒,寒凝血脉,痰饮内生,此为阴邪,故在治疗上应以温通心阳为大法。艾草有调血理气、逐寒祛湿之效,将其制成艾炷/艾条,燃灸经穴,便可借助火力的温热作用,加强其温阳散寒之功。

(二)具体操作

在心悸、心绞痛等疾病的治疗上,选穴多选取手少阴心经、手厥阴心包经、手太阴肺经、任脉、督脉经穴及背俞穴。临床上常用温和灸来治疗:嘱患者取平卧位,充分暴露相应穴位;点燃艾条一端,先施灸一侧内关穴,灸火距皮肤 0.5～1.0 寸,采用温和悬灸法,使患者局部有温热感而无灼热感为宜,灸 5 分钟,以局部皮肤呈红晕为度,再以同样方法施灸另一侧内关穴、膻中穴与两侧心俞穴。每天灸 1 次,灸治 6 次为 1 个疗程,休息 1 天后,再进行第 2 个疗程。

(三)临床运用

艾灸联合西药能改善阴寒凝滞型冠心病稳定型心绞痛患者的心绞痛症状,提高患者的生活质量,且过程中未见明显不良反应,是一种安全有效的辅助治疗方法。随着灸法理论与技术的不断创新,传统中医艾灸在灸材、灸量、灸法、效应规律及作用机制等方面的研究均取得很大的进展,相关学者在对寒凝血瘀证模型大鼠背部膀胱经经段实施艾灸治疗后发现,艾灸能明显改善寒凝血瘀证大鼠血液流变学指标。

(四)注意事项

艾灸疗法适用于寒凝痰阻引起的胸痹心痛,故在临床上见到阴虚火旺或邪热内盛的证候类型,皆应忌用灸法。在治疗心血管病的时候,不可在大血管与心脏部位直接施灸。

三、推拿疗法

(一)概要

推拿具有调和气血、促进气血运行的作用,亦可疏通经络,调整脏腑功能。

(二)具体操作

在治疗心悸时,推拿主要遵循宁心、安神、定悸的原则,首先用一指禅推法结合抹法、揉法、按法,在桥弓、风池、百会穴操作 2～3 分钟,自下而上推桥弓每侧 1 分钟,拿风池 1 分钟;然后用一指禅推法推心俞、肺俞、膈俞各 1 分钟,揉膻中 1 分钟,摩中府、云门各 1 分钟;最后揉按双侧内关、神门,配合深呼吸 2～3 分钟,自下而上推桥弓每侧 1 分钟,拿风池 1 分钟;然后用一指禅推法推心俞、肺俞、膈俞各 1 分钟,揉膻中 1 分钟,摩中府、云门各 1 分钟;最后揉按双侧内关、神门,配合深呼吸 2～3 分钟,拿双上肢 2 分钟,实证用泻法,虚证用补法。

对于原发性高血压,推拿主要运用以一指禅推法或内功常规手法为主的综合治疗方法:患者取坐位,取一指禅推法,从印堂直线向上到发际,再配合抹法从印堂沿眉弓至太阳;接着从印堂到攒竹、睛明,绕眼眶两侧交替进行,以大鱼际揉法在额部治疗,从一侧太阳穴揉至另一侧太阳穴;继以一指禅推法从风府沿颈椎向下到大椎穴,再从颈椎两侧膀胱用一指禅推法,所有推法均往返 3～4 次;最后揉按百会、头维、太阳、风池、肩井、肩髃、曲池、合谷。嘱患者换体位为仰卧位,医者用掌摩法在腹部关元、气海、神阙、中脘、大横等穴治疗,摩法按顺时针方向操作,在摩腹过程中可配合揉按上述穴位,约 10 分钟;再次使患者变换体位至俯卧位,以一指禅推于两侧膀胱经肾俞、气海俞、大肠俞、关元俞与督脉命门、腰阳关穴,以擦法将上述穴位擦至温热;最后直擦足底涌泉穴,以透热为度。

推拿对于冠心病而言,可作为一种有效的辅助疗法,在补心温阳、宣痹止痛的治则指导下,嘱患者取坐位或仰卧位,以一指禅推法结合指按、指揉法在膻中、内关穴操作各 3 分钟,掐揉内关配合深呼吸 5 分钟,横擦前胸部以透热为度,接着再让患者取坐位或俯卧位,以一指禅推法结合指按、指揉法在心俞、厥阴俞操作各 3 分钟,侧擦背部以透热为度。

(三)临床运用

推拿对人体各系统均有不同的作用。对于心血管系统而言,作用有三:①促进血液循环,使血流速度加快,改变血流高凝状态;②改善微循环和脑循环,推拿可增宽毛细血管管襻口径,使其充盈情况好转,使得血细胞集聚现象消失;③降低外周阻力,改善心脏功能,推拿可扩张小血管管径,降低血流阻力,同时使心排血量增加,降低心肌耗氧量。

(四)注意事项

若为胸阳痹阻型冠心病,在进行手法操作时用力宜重,重推背部膀胱经肺俞至膈俞,以泻为主;若为阳气虚衰型,在进行手法操作时用力宜轻,轻摩心俞、厥阴俞,以补为主。此外,原发性高血压用推拿治疗效果较好,而对于继发性高血压,推拿不宜治疗。

四、拔罐疗法

(一)概要

拔罐疗法指将罐具利用热能或排气形成负压,以吸附于人体体表特定的经络腧穴上。由于罐体的吸附与牵拉,局部毛细血管扩张充血,含有内毒素的血液从瘀滞的毛细血管中被负压吸拔出来,渗透至皮肤与肌肉之间,这就是起罐后常见的不同颜色的痧斑。中医理论认为,风、寒、湿等外邪可从打开的腠理中尽出,从而使经络通畅。

(二)具体操作

拔罐疗法对于高血压、冠心病等心血管病可起到良好的辅助治疗作用。对于高血压患者,可取其大椎、血压点、肺俞、心俞、肾俞、曲池、内关、足三里、丰隆、涌泉等穴,每穴留罐 10～20 分钟,或取大椎至腰俞的两侧夹脊穴,涂抹刮痧油等介质,进行走罐 10 分钟后留罐,再于曲池、足三里、风市等穴进行留罐,频率为罐印消退后进行再次拔罐。对于冠心病患者而言,可配伍上心之俞募穴及局部穴位进行治疗,处方如下:取大椎、至阳、厥阴俞、心俞、小肠俞、天突、膻中、间使、内关等穴,若有阴虚可加上三阴交,留罐 10～15 分钟,频率为隔天 1 次。

(三)临床运用

有学者采用刺血拔罐疗法治疗心脉瘀阻型冠心病心绞痛患者后发现,选取心经、心包经的背俞穴施以刺血拔罐治疗,对心绞痛症状、中医证候的改善具有确切的疗效。该疗法操作方便、不良反应少、疗效确切,在冠心病心绞痛的临床治疗上值得推广应用。刺络拔罐不仅仅对单纯的冠心病有治疗作用,在运用其治疗冠心病兼便秘的患者,选取中脘穴、天枢穴、内关穴、膻中穴进行治疗,临床效果亦十分显著,能有效缓解患者的便秘症状。

(四)注意事项

面对高血压及冠心病患者,可建议其行拔罐、刮痧等可自行操作的物理疗法,但应意识到这只能起到辅助作用,务必告知患者严格遵医嘱,坚持服药。

五、气功疗法

(一)概要

气功疗法多以身体放松、气机下沉、精神安宁为特征,用于心血管病时,可参考古代文献中"心悸""胸痹心痛"的治疗方法。《素问·阴阳应象大论》云:"其高者,因而越之。"故在治疗病位在上焦的胸痹之病时,所有的动作导引术都应遵循这个原则,或以动作引气上越,或以动作使邪气聚于上焦,然后引导真气祛邪外出。

(二)具体操作

高血压多以平肝潜阳、息风化痰为大法,主选"降压功"来化痰降浊,分为气贯手足、疏导冲任、通畅督带、运行脊柱与收功五大步骤,若兼有阴虚阳亢,可在此基础上辅以"保健功"。患者应每天自行练习"降压功"全套功法 1～2 次,循序渐进,动作缓慢轻柔,意念要松静。呼时有意,要细长;呼时无意,可略短,需将调心、调身与调息三者紧密结合起来。对于肝阳上亢明显者,可在收工后加直擦脚底涌泉穴,左右交替,各 100～200 次,配合上推拿一并使用。冠心病主选"冠心功"来调养,亦分为预备式、存想导气、下肢行气、上肢行气与收功五步,每天练

2次,早晚各1次,每次30～60分钟,并坚持练到100天。对于胸阳痹阻型可辅以"八段锦",选择其中"攒拳怒目增气力""双手托天理三焦""五劳七伤往后瞧""双手攀足固肾腰"4节,每节3遍;对于阳气虚衰型还可辅以"保健功",行叩齿、搅海、漱口、咽津等节收功。

(三)临床运用

气功可以对某些疾病起到缓解和治疗的作用,它可以有效地使人的血压保持在一个正常、健康的水平,对保持人的血糖的浓度处于一个正常的水平也有着重要的帮助;练习气功还可以加快血液的流动速度,提高血液的含氧量,在一定程度的强化心脏的功能,对防治心脑血管疾病有着很重要的作用。

(四)注意事项

如发生心肌梗死或出现心力衰竭时,应尽早采取其他措施加以抢救,不可单纯依靠气功方法治疗,以免延误病情。在急性心肌梗死发作期间不可练功,如病前已熟练掌握练功方法,可轻度练习"放松功"。

六、其他

上述提到的心血管病的其他中医疗法,包括针灸、推拿、拔罐、气功,均为目前临床广泛应用的辅助疗法,除此以外,药浴、贴敷、药枕等可作为生活小知识进行普及,患者可根据个人喜好酌情选用。

(一)药浴

药浴对控制血压具有良好的效果,临床常用磁石降压煎剂:磁石、石决明、党参、黄芪、当归、桑枝、枳壳、乌药、蔓荆子、白蒺藜、白芍、炒杜仲、牛膝各6g,独活18g,上药煎水浸泡双脚1小时,1～3次可见到明显改善,同时可用手指压双侧涌泉穴。现代研究证明,药浴能改善微循环,加速侧支循环形成,降低全血及血浆黏稠度,增加脂类代谢,从而改善左心室功能及改善冠状动脉供血,减少心绞痛发作,改善心肌缺血所致的心电图ST-T改变。

(二)贴敷

运用贴敷疗法治疗心血管病时,常用"养心膏""心舒散""冠心病膏"来缓解胸痹心痛的症状,起到活血化瘀、芳香通窍、宣阳通痹、温经止痛之效。治疗时,将膏药温熨化开,贴于胸背疼痛处,1次1～4张,根据疼痛范围及程度加减使用。

(三)药枕

对于心血管病,临床上常用的药枕有菊花枕、决明子枕、绿豆枕及苎根枕。现代研究发现,清肝降压药枕对肝火旺盛型高血压患者应用降压药时有协同降压作用。药枕在缓解心绞痛、改善心肌供血及提高劳力强度等方面有着切实的疗效,因病例数较少,仍需进一步探讨。

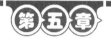

第五章 临床常见心血管病

第一节 高 血 压

一、概述

高血压是指迄今原因尚未完全阐明的以动脉收缩压和/或舒张压升高,常伴有心、脑、肾和视网膜等脏器功能性或器质性改变为特征的全身性疾病。目前我国《国家基层高血压防治管理指南(2020 版)》定义高血压标准,即在未使用降压药物的情况下,非同日 3 次测量诊室血压,收缩压≥18.7 kPa(140 mmHg)和/或舒张压≥12.0 kPa(90 mmHg)。收缩压≥18.7 kPa(140 mmHg)和舒张压<12.0 kPa(90 mmHg)为单纯收缩期高血压。患者既往有高血压史,目前正在使用降压药物,血压虽然低于 18.7/12.0 kPa(140/90 mmHg),仍应诊断为高血压。

根据高血压发病特点及临床表现,可归属中医"眩晕""头痛""风眩头风"等范畴,以风、火、痰、瘀、虚为基本病理因素,其病位在清窍,但与肝、脾、肾三脏功能失调相关。它不同于中医"中风"病,但任其发展可成为"中风"的重要病因和先兆。有鉴于此,明确高血压的中西医双重诊断和治疗,不仅有助于有效控制血压,逆转危险因素,还能保护靶器官,提高患者的远期生存率。

二、病因病机

(一)中医病因

1.情志失调

高血压中的情志失调常见过度恼怒、长期忧思及恐惧紧张和情绪波动等,这些因素一旦破坏人体的阴阳平衡,使脏腑气血功能失调,就会导致本病的发生。

2.饮食不节

饥饱失常,损伤脾胃,脾虚失运,酿生痰浊,上蒙清窍,及过食膏粱肥厚之品,体内痰热内盛,上冲清窍,导致本病发生。

3.久病过劳

久病和过劳可伤及人体正气,阴阳平衡失调,脏腑功能紊乱,发生本病。

4.先天禀赋异常

人体先天禀赋主要取决于父母的素质,即父母素质的偏盛偏衰可影响后代。父母因阴阳平衡失调而患高血压,使其子女易患高血压。

(二)中医病机

1.肝火上炎

素体阳盛阴衰之人,阴阳平衡失其常度,阴亏于下,阳亢于上;长期精神紧张或忧思郁怒,使肝失调达,肝气郁结,气郁化火伤阴,肝阴耗伤,风阳易动,上扰头目而出现眩晕、头痛。临床伴见目赤口苦,烦躁易怒,舌质红苔黄腻,脉弦数。

2.痰湿内阻

饮食不节,肥甘厚味太过,损伤脾胃,或忧思劳倦伤脾,以致脾虚,健运失职,聚湿生痰;或肝气郁结,气郁湿滞生痰。痰湿中阻,或兼内生之风火作祟,则表现头痛、脘闷、眩晕欲扑等。临床伴见头重如蒙,头胀昏晕,胸闷脘胀,恶心,呕吐痰涎,苔白腻,脉弦滑。

3.瘀血内阻

中医学认为"初病在经,久病入络""初病在气,久病入血""气病累血,血病则累气"。高血压患者随病程的延续,病情进一步发展,殃及血分,使血行不畅,终致瘀血阻络。临床伴见眩晕,耳鸣,面唇紫黯,舌质紫黯有瘀点或瘀斑,苔白,脉弦涩或细涩。

4.肾精不足

肾精不足多因病久不愈,阴阳俱损而致。在高血压患者中多见阴损及阳,最终阴阳两虚。临床伴见眼花,耳鸣,腰膝酸软,遗精阳痿,肢冷麻木,夜尿频数或少尿水肿,舌质淡紫,苔白,脉沉弦细。

5.气血两虚

肝藏血,肾藏精,肾阴不足常可导致肝阴不足,肝阴不足亦可致肾阴不足。肝肾阴虚,不能涵敛阳气,阳气亢逆上冲,而出现眩晕、头痛。临床伴见眩晕耳鸣,遇劳、恼怒则加重,腰膝酸软,肢麻震颤,或颜面潮红,失眠多梦,舌红苔黄,脉弦细数。

6.冲任失调

冲任二脉调蓄人体脏腑经络气血功能失常,引起阴阳失衡或气机不畅,临床伴见眩晕耳鸣,月经周期紊乱,时寒时热,烦躁不安。

三、诊断与鉴别诊断

(一)临床表现

1.症状

大多数的原发性高血压起病缓慢,缺乏特殊临床表现。其常见症状有头晕、头痛、颈项板紧、疲劳、心悸等,也可出现视物模糊、鼻出血等较重症状,典型的高血压头痛在血压下降后即可消失。高血压患者还可以出现受累器官的症状,如胸闷、气短、心绞痛、多尿等。但要注意区分降压过度、降压药不良反应、直立性低血压等相似症状。

2.体征

临床体征一般较少。周围血管搏动、血管杂音、心脏杂音等是重点的检查项目。常见且应重视的部位是颈部、背部两侧脊角、上腹部脐两侧、腰部肋脊处的血管杂音。心脏听诊可闻主动脉瓣区第二心音亢进、轻微收缩期杂音或偶有收缩早期喀喇音。

(二)辅助检查

1.推荐项目

24 小时动态血压监测、超声心动图、颈动脉超声、餐后 2 小时血糖(当空腹血糖≥6.1 mmol/L 时测定)、血同型半胱氨酸测定、尿清蛋白定量(糖尿病患者必查项目)、尿蛋白定量(用于尿常规检查蛋白阳性者)、眼底检查、胸部 X 线检查、脉搏波传导速度测定及踝臂血压指数测量等。

2.基本项目

血生化(钾、空腹血糖、血脂、尿酸和肌酐)检查、血常规、尿常规及心电图检查等。

3.选择项目

血浆肾素活性、血和尿醛固酮、血和尿皮质醇、血游离甲氧基肾上腺素及甲氧基去甲肾上腺素、血和尿儿茶酚胺、动脉造影、肾和肾上腺超声、CT、MRI、睡眠呼吸监测等。此外,对有合并症的高血压患者,进行相应的脑功能、心功能和肾功能检查。

(三)分类标准

我国采用的血压分类标准,见表5-1。根据血压升高水平,进一步将高血压分为1~3级。

表 5-1　血压分类标准

分类	收缩压/mmHg		舒张压/mmHg
正常血压	<120	和/或	<80
正常高值血压	120~139	和/或	80~89
高血压	≥140	和/或	≥90
1级高血压(轻度)	140~159	和/或	90~99
2级高血压(中度)	160~179	和/或	100~109
3级高血压(重度)	≥180	和/或	≥110
单纯收缩期高血压	≥140	和	<90

注:根据最高血压(无论是收缩压或舒张压)水平确定血压分级,单纯收缩期高血压应根据指定范围内的收缩压值分为1、2、3级。

(四)危险性的分层

高血压及血压水平是影响心血管事件发生和预后的独立危险因素,但是并非唯一决定因素。大部分高血压患者还有血压升高以外的心血管危险因素。因此,高血压患者的诊断和治疗不能只根据血压水平,必须对患者进行心血管风险的评估并分层。我国高血压患者按心血管风险水平可分为低危、中危、高危和很高危4个层次,见表5-2。

(五)鉴别诊断

1.慢性肾脏病

慢性肾脏病早期均有明显的肾脏病变的临床表现,在病程的中后期出现高血压。肾穿刺病理检查有助于诊断慢性肾小球肾炎;多次尿细菌培养和静脉肾盂造影对诊断慢性肾盂肾炎有价值。糖尿病肾病者则有多年糖尿病病史。

2.肾血管疾病

肾动脉狭窄是继发性高血压的常见原因之一。特点为病程短,常为进展性或难治性高血压,舒张压升高明显,常>14.7 kPa(110 mmHg),腹部或肋脊角连续性或收缩期杂音,血浆肾素活性增高,两侧肾脏大小不等(长径相差>1.5 cm)。可行超声检查、静脉肾盂造影、血浆肾素活性测定、放射性核素肾显像、肾动脉造影等以明确。

表 5-2 高血压患者心血管风险水平分层

其他心血管危险因素和疾病史	血压/mmHg			
	SBP130～139 和/或 DBP85～89	SBP140～159 和/或 DBP90～99	SBP160～179 和/或 DBP100～109	SBP ≥ 180 和/或 DBP ≥110
无		低危	中危	高危
1～2 个其他危险因素	低危	中危	中/高危	很高危
≥3 个其他危险因素,靶器官损害,或 CKD3 期,无并发症的糖尿病	中/高危	高危	高危	很高危
临床并发症,或 CKD≥4 期,有并发症的糖尿病	高/很高危	很高危	很高危	很高危

注:CKD 为慢性肾脏病,SBP 为收缩压,DBP 为舒张压。

3.嗜铬细胞瘤

高血压呈阵发性或持续性。典型病例常表现为血压的不稳定和阵发性发作。发作时除血压骤然升高外,还有头痛、恶心、多汗、四肢冰冷和麻木感、视力减退、上腹或胸骨后疼痛等。典型的发作可由于情绪改变(如兴奋、恐惧、发怒)而诱发。血和尿儿茶酚胺及其代谢产物的测定、胰高血糖素激发试验、酚妥拉明试验、可乐定试验等药物试验有助于做出诊断。

4.原发性醛固酮增多症

原发性醛固酮增多症典型的症状和体征:①轻至中度高血压;②多尿尤其夜尿增多、口渴、尿比重偏低;③发作性肌无力或瘫痪、肌痛、搐搦或手足麻木感等。凡高血压者合并上述 3 项临床表现,并有低钾血症、高钠血症而无其他原因可解释的,应考虑本病的可能。实验室检查可见血和尿醛固酮水平升高,群体反应性抗体降低。

5.皮质醇增多症

垂体瘤、肾上腺皮质增生或肿瘤所致,表现为满月脸,多毛,皮肤细薄,血糖升高,24 小时尿游离皮质醇和 17 羟或 17 酮类固醇增高,肾上腺超声检查可有占位性病变。

6.主动脉缩窄

主动脉缩窄多表现为上肢高血压、下肢低血压。如患者血压异常升高,或伴胸部收缩期杂音,应怀疑本症的存在。CT 和 MRI 检查有助于明确诊断,主动脉造影可明确狭窄段范围及周围有无动脉瘤形成。

四、辨证论治

应用西药能显著控制高血压患者的血压水平,使其长期维持在正常范围内。但是,降压药的长期使用会给患者的肝、肾功能增加负担,尤其对于机体代谢能力减弱的老年患者,药物相关的不良反应更容易发生。而中医通过辨证论治,能在辅助降压的同时,使人体的功能协调,从而在稳定血压、逆转危险因素、改善糖脂代谢、保护靶器官损害及提高远期生存率等方面表现出显著的优势。

(一)肝火上炎

1.临床表现

以头晕胀痛、面红目赤、烦躁易怒为主症,兼见耳鸣如潮、胁痛口苦、便秘溲黄等症,舌红,苔黄,脉弦数。

2.治法

清肝泻火。

3.代表方

龙胆泻肝汤加减。

4.方解

方中龙胆大苦大寒,上泻肝胆实火,下清下焦湿热,泻火除湿,两擅其功,为君药。黄芩、栀子性皆苦寒,泻火解毒,燥湿清热,助君药清热除湿,为臣药。泽泻、木通、车前子清热利湿,导泻下行;肝为藏血之脏,肝经有热,本易耗伤阴血,方中苦燥渗利之品又会损伤阴液,故用生地黄、当归阴养血以顾肝体,使邪祛而不伤正,为佐药;肝性喜条达而恶抑郁,火邪或湿热内郁,则肝气不舒,大剂苦寒降泄,又恐肝胆之气被抑,故用柴胡畅气机以顾开用,兼引诸药归于肝胆;甘草调和诸药,并防苦寒败胃,为佐使药。诸药配伍,共奏泻肝胆实火、清下焦湿热之功。

5.加减

头痛,头晕甚,加石决明(先煎)30 g、珍珠母(先煎)30 g,以平肝潜阳;目赤耳鸣,头痛偏甚,加菊花 10 g、蝉蜕 9 g、决明子 9 g、夏枯草 9 g,以平肝息风;急躁易怒,胁肋灼痛甚,加白芍 9 g、香附 6 g、川楝子 12 g,以理气止痛;大便不爽,舌苔黄腻,加胆南星 6 g、黄连 9 g,以清热化痰;心烦,小便黄,舌红,口舌生疮,加穿心莲15 g、石膏30 g;大便秘结,加当归龙荟丸3 g或加柏子仁9 g、瓜蒌仁15 g;目赤耳鸣,头痛偏甚,加牛膝30 g、乳香10 g。

(二)痰湿内阻

1.临床表现

以头重如裹为主症,兼见胸脘痞闷、纳呆恶心、呕吐痰涎、身重困倦、少食多寐等症,苔腻,脉滑。

2.治法

化痰祛湿,和胃降浊。

3.代表方

半夏白术天麻汤加减。

4.方解

方中半夏性温味辛,燥湿化痰,降逆止呕,意在治痰;天麻味甘性平,入厥阴经,擅长平肝息风而止眩,旨在治风。两味相伍,化痰息风,为治风痰眩晕头痛之要药,二味共为君药。白术健脾燥湿,茯苓健脾渗湿,两药相协,消已生之痰,杜生痰之源,共为臣药。橘红辛苦性温,理气化痰,使气顺痰消,为佐药。甘草和中健脾,调和诸药,兼为佐使。煎加生姜、大枣调和脾胃。诸药合用,可使肝风得息,湿痰得消,眩晕自愈。

5.加减

胸痹心痛,加丹参9 g、延胡索9 g、瓜蒌12 g、薤白9 g,以活血通痹;眩晕较甚,加代赭石(先煎)30 g、竹茹12 g、生姜6 g、旋覆花(包煎)12 g,以化痰;脘闷食欲缺乏,加砂仁(后下)6 g、豆蔻(后下)12 g、焦三仙10 g,以健胃;耳鸣重听,加石菖蒲9 g、葱白9 g,以开窍;烦热呕恶,胸闷气粗,舌质红,苔黄腻,加天竺黄12 g、黄连6 g,以清热化痰;身重麻木甚者,加胆南星6 g、僵蚕9 g,以化痰通络。

(三)瘀血内阻

1.临床表现

以头痛如刺、痛有定处为主症,兼见胸闷心悸、手足麻木、夜间尤甚等症,舌质黯,脉弦涩。

2.治法

活血化瘀。

3.代表方

血府逐瘀汤加减。

4.方解

本方系桃红四物汤合四逆散加桔梗、牛膝而成。方中以桃仁破血祛瘀为君药;当归、红花、赤芍、牛膝、川芎助君活血祛瘀之力,同为臣药,其中牛膝且能通血脉,引瘀血下行;柴胡疏肝理气,升达清阳;桔梗开宣肺气,载药上行入胸中,合枳壳一升一降,开胸行气,使气行则血行;生地黄凉血清热以除瘀热,合当归又滋养阴血,使祛瘀而不伤正,俱为佐药。甘草调和诸药为使。各药配伍,使血活气行,瘀化热清,肝气舒畅。

5.加减

兼神疲乏力,少气自汗,加黄芪 10 g、党参 12 g,以益气行血;兼畏寒肢冷,感寒加重,加附子(先煎)3 g、桂枝 6 g,以温经活血。

(四)阴虚阳亢

1.临床表现

以眩晕、耳鸣、腰酸膝软、五心烦热为主症,兼见头重脚轻、口燥咽干、两目干涩等症,舌红,少苔,脉细数。

2.治法

平肝潜阳,清火息风。

3.代表方

天麻钩藤饮加减。

4.方解

方中天麻"为治风之神药",善治"风虚眩晕头痛";钩藤轻清而凉,能"泻火、定风"。此二味,平肝息风,合为君药。石决明咸,凉,平肝潜阳,除热明目,为"凉肝镇肝之要药";川牛膝引血下行,直折亢阳,二药共助君药平降肝阳,为臣药。黄芩、栀子清肝降火;益母草活血利水,寓"血行风自灭"之理;杜仲、桑寄生补益肝肾;朱茯神、夜交藤宁心安神而通络,以上均为佐药。诸药相合,平肝潜阳,清热息风,补益肝肾,活血宁神,是治疗高血压肝阳偏亢之良方。

5.加减

肝火上炎,口苦目赤,烦躁易怒,酌加龙胆草 10 g、牡丹皮 9 g、夏枯草 9 g,以清肝火;目涩耳鸣,腰膝酸软,舌红少苔,脉弦细数,加枸杞子 12 g、制何首乌 9 g、生地黄 9 g、麦冬 6 g、玄参 6 g,以补肝肾;目赤便秘,加大黄(后下)3 g、芒硝(冲服)6 g 或用当归龙荟丸以通腑泄热;眩晕剧烈,兼见手足麻木或震颤,加羚羊角粉(冲服)0.6 g、龙骨(先煎)15 g、牡蛎(先煎)15 g、全蝎 3 g、蜈蚣 3 g,以镇肝息风,清热止痉。

（五）肾精不足

1.临床表现

以心烦不寐、耳鸣腰酸为主症,兼见心悸健忘、失眠梦遗、口干口渴等症,舌红,脉细数。

2.治法

滋养肝肾,益精填髓。

3.代表方

左归丸加减。

4.方解

方中重用熟地黄滋阴补肾,填精益髓,为君药;臣以龟甲胶、鹿角胶血肉有情之品,峻补精髓,其中龟甲胶甘咸而寒,善补肝肾,又能潜阳;鹿角胶甘咸微温,益精补血,又能温助肾阳,与诸滋补肾阴之品相伍有"阳中求阴"之效。山茱萸养肝滋肾,涩精敛汗;山药补脾益阴,滋肾固精;枸杞子补肾益精,养肝明目;菟丝子平补阴阳,固肾涩精;川牛膝益肾补肝,强腰壮骨,俱为佐药。诸药配伍,共奏益肾滋阴、填精补髓之功。本方即六味地黄丸减去"三泻"之药,再加龟鹿二胶等滋阴补肾之品而成。变调补之方为填补之剂,开滋补肾阴又一法门。因其"壮水之主,以培左肾之元阴",故以"左归"名之。

5.加减

五心烦热,潮热颧红,舌红少苔,脉细数,加鳖甲（先煎）12 g、知母9 g、黄柏6 g、牡丹皮9 g、地骨皮12 g,以滋阴降火;兼见失眠,多梦,健忘,加阿胶（烊化）12 g、鸡子黄1枚、酸枣仁12 g、柏子仁12 g,以交通心肾,养心安神;四肢不温,形寒怕冷,舌淡脉沉,可用右归丸,或酌加巴戟天12 g、淫羊藿9 g、肉桂6 g,以温补肾阳,填精益髓;兼下肢水肿,尿少,加桂枝9 g、茯苓12 g、泽泻9 g,以通阳利水;兼便溏,腹胀食少,可加白术15 g、茯苓12 g,以补脾健胃。

（六）气血两虚

1.临床表现

以眩晕时作、短气乏力、口干心烦为主症,兼见面白、自汗或盗汗、心悸失眠、纳呆、腹胀便溏等症,舌淡,脉细。

2.治法

补益气血,调养心脾。

3.代表方

归脾汤加减。

4.方解

方中人参"补五脏,安精神,定魂魄",补气生血,养心益脾;龙眼肉补益心脾,养血安神,共为君药。黄芪、白术助人参益气补脾,当归助龙眼肉养血补心,同为臣药。茯苓、远志、酸枣仁宁心安神;木香理气醒脾,与补气养血药配伍,使补而不滞,俱为佐药。炙甘草益气补中,调和诸药,为佐使药。

5.加减

兼纳少神疲,便溏,脉象无力,可合用补中益气汤;自汗出,易于感冒,当重用黄芪 24 g,加防风 9 g、浮小麦 12 g,以固表止汗;腹泻或便溏,腹胀纳呆,舌淡胖,边有齿痕,当归宜炒用,加薏苡仁 12 g、白扁豆 12 g、泽泻 9 g,以健脾利湿;兼形寒肢冷,腹中隐痛,脉沉,加桂枝 6 g、干姜 3 g,以温中助阳;血虚较甚面色㿠白,唇舌色淡,加阿胶(烊化)12 g、紫河车粉(冲服)3 g,以填精补血;兼心悸怔忡,少寐健忘,加柏子仁 12 g、合欢皮 9 g、夜交藤 15 g,以养心安神。

(七)冲任失调

1.临床表现

妇女月经来潮或更年期前后出现头痛、头晕为主症,兼见心烦、失眠、胁痛、全身不适等症,血压波动,舌淡,脉弦细。

2.治法

调摄冲任。

3.代表方

二仙汤加减。

4.方解

方中仙茅、淫羊藿温肾阳,补肾精,辛温助命门而调冲任,共为君药。巴戟天温助肾阳而强筋骨,性柔不燥,以助二仙温养之力;当归养血柔肝而充血海,以助二仙调补冲任之功,两者共为辅药。知母、黄柏滋肾阴而泻虚火,可缓解仙茅、淫羊藿的辛热猛烈,故以为佐使药。全方药味,寒热并用,精血兼顾,温补肾阳又不失于燥烈,滋肾柔肝而不寒凉滋腻,主次分明,配伍严谨,简而有要,共奏温补肾阳,滋阴降火,调理冲任之功。

5.加减

烘热汗出,加黄芪 15 g、牡丹皮 20 g、浮小麦 15 g,以益气清热固表;若心悸、乏力气短,加党参 15 g、麦冬 12 g、五味子 6 g,以益气宁心;失眠、心烦,加黄连 6 g、阿胶(烊化)9 g、肉桂 3 g、酸枣仁 30 g,以交通心肾,养血安神;悲伤欲哭,情绪低落,加浮小麦 30 g、大枣 9 g、香附 6 g、郁金 9 g、柴胡 12 g,以养心解郁。

五、其他治法

(一)体针

1.取穴

(1)主穴:风池、曲池、足三里、太冲。

(2)配穴:肝火炽盛加行间、太阳。阴虚阳亢加太溪、三阴交、神门。痰湿内盛加丰隆、内关。阴阳两虚加气海、关元(灸)。

2.方法

每次选主穴 2 个和配穴 1～2 个,针法平补平泻,留针 20 分钟。

(二)耳针

1.取穴

皮质下、神门、心、交感、降压沟。

2.方法

每穴捻针半分钟,留针 30 分钟,每天 1 次。揿针埋藏,或王不留行籽按压,每次选 2～3 穴,可埋针 1～2 天,10 天为 1 个疗程。

(三)穴位注射

1.取穴

足三里、内关、合谷、三阴交、太冲、曲池。

2.方法

三组穴可交替使用,每穴注射 0.25% 盐酸普鲁卡因 1 mL,每天 1 次,注射前应做皮试,如皮试阴性可用。

(四)食疗

肝火上炎者饮食以清淡为主,平肝潜阳。痰湿内阻者饮食以清淡易消化、少食多餐为主,健脾运湿。瘀血内阻者饮食以清淡、温平为主,活血通络。阴虚阳亢者饮食以清淡、养阴生津为主,滋阴潜阳。肾精不足者饮食以偏温补为主,补益肝肾。气血两虚者饮食以少食多餐、细软滋补为主,补益气血。冲任失调者饮食以清淡、富含营养为主,调和冲任。

(五)传统运动方式

1.太极拳

太极拳可以调节情绪,缓解压力,调整阴阳失衡。每周运动 3～5 次,每次 30 分钟左右,坚持约 22 周,血压平均可降低 0.7～1.5 kPa(5～11 mmHg)。

2.八段锦

八段锦将呼吸吐纳与心理调节相结合,运动量适中,每周练习 5 天,每天 1 次,每次 2 遍,30 分钟左右,坚持练习 3～6 个月可有一定程度的降压作用。

第二节 心 律 失 常

一、概述

心律失常是指心律起源部位、心搏频率与节律以及冲动传导等任一项或多项异常的疾病。正常心律起源于窦房结,成人一般为 60～100 次/分,比较规律。窦房结冲动经正常房室传导系统顺序激动心房和心室,传导时间恒定(成人为 0.12～1.21 秒);冲动经束支及其分支以及浦肯野纤维到达心室肌的传导时间也恒定(<0.10 秒)。如果超过上述参数范围,就应考虑为心律失常。

心律失常属于中医"心悸""怔忡""惊悸""胸痹""心痛"等范畴,多由于脏腑气血阴阳虚损、内伤七情、气滞血瘀、湿热痰阻等交互作用致心失所养、心脉失畅而引起。

二、病因病机

(一)体质虚弱

禀赋不足,素体虚弱,或久病失养,劳欲过度,气血阴阳亏虚,心失所养,发为心悸。

(二)饮食劳倦

嗜食膏粱厚味,煎炸炙煿,蕴热化火生痰,或伤脾滋生痰浊,痰火扰心而致心悸。

(三)七情所伤

平素心虚胆怯,突遇惊恐,忤犯心神,心神动摇,不能自主而心悸。长期忧思不解,心气郁结,化火生痰,痰火扰心,心神不宁而心悸;或气阴暗耗,心神失养而心悸。此外如大怒伤肝、大恐伤肾,怒则气逆,恐则精却,阴虚于下,火逆于上,动撼心神而发惊悸。

(四)感受外邪

风、寒、湿三气杂至,合而为痹,痹证日久,复感外邪,内舍于心,痹阻心脉,心血运行受阻,发为心悸;或风寒湿热之邪,由血脉内侵于心,耗伤心阴心气,亦可引起心悸。温病、疫毒均可灼伤营阴,心失所养,或邪毒内扰心神,如春温、风温、暑湿、白喉、梅毒等病,往往伴见心悸。

(五)药物中毒

药物过量或毒性较剧,损及于心,引起心悸,如附子、乌头,或西药锑剂、洋地黄、奎尼丁、肾上腺素、阿托品等,当用药过量或不当时,均能引发心动悸、脉结代一类证候。食物中毒、阿霉素中毒等,亦是诱发心悸的常见原因。总而言之,心悸的发生常与平素体质虚弱、情志所伤、劳倦、汗出受邪等有关。平素体质不强,心气怯弱,或久病心血不足,或忧思过度,劳伤心脾,使心神不能自主,发为心悸;或肾阴亏虚,水火不济,虚火妄动,上扰心神而致病;或脾肾阳虚,不能蒸化水液,停聚为饮,上犯于心,心阳被遏,心脉痹阻,发为心悸。

三、诊断与鉴别诊断

(一)临床表现

1.窦性心动过缓

轻度临床上一般无症状,但如果患者心率<50 次/分或伴有严重的器质性心脏病时可以出现头晕、眼黑、乏力、胸闷、心悸,心率太慢影响到冠脉供血时可以导致心绞痛,严重者可以发生晕厥、低血压等血流动力学障碍的表现。

2.房室传导阻滞

一度房室传导阻滞可闻及第一心音减弱。二度房室传导阻滞可闻及第一心音减弱及心搏脱漏。三度房室传导阻滞偶可在颈静脉出现巨大的 a 波。

3.病态窦房结综合征

该症表现为头晕、晕厥、胸痛、阿-斯综合征,甚至发生猝死。心电图表现为严重持久的窦性心动过缓,发作时可见窦房传导阻滞或窦性停搏,心动过缓、心动过速交替出现,常称之为慢-快综合征。

4.窦性心动过速

心率>120 次/分,可无症状,或有心悸、乏力、易激动等,可有心尖部搏动和颈部血管搏动增强,心音响亮,或可在心尖部听到收缩期杂音,脉数。

5.期前收缩

该症偶发者可无症状或自觉心跳不规则、心跳停歇感或增强感。频发者有心悸、胸闷、乏力,甚则有心绞痛发作,可听到提前发生的期前收缩和其后较长时间的间歇,期前收缩的第一心音常增强,第二心音减弱或消失,脉结代或脉促。

6.阵发性室上性心动过速

该症发作时有心悸、头晕、心前区不适、乏力,发作时间长而严重的病例可出现心绞痛、呼吸困难、血压下降。心率在150～250次/分,心律绝对规则,不因呼吸和运动而变化,第一心音强弱不变,心脏原有杂音减弱或消失。

7.阵发性室性心动过速

该症发作时患者突然头晕、血压下降、心绞痛发作,甚至昏厥、休克、猝死。心率在150～250次/分,心律略不规则,心尖部第一心音强弱不等并可有心音分裂,脉数疾。

8.心房扑动与颤动

该症发作时患者可心悸、胸闷,严重者可出现昏厥、心绞痛或心力衰竭。

9.心室扑动与颤动

该症一旦发生,瞬即出现意识丧失、抽搐,继之呼吸停止。

以上前三者为缓慢性心律失常,其余为快速性心律失常。

(二)辅助检查

心律失常的诊断主要依靠心电图,其他诊断和评估方法还有心脏电生理检查、运动试验和直立倾斜试验等。对于特殊患者,基因检测也是重要的诊断方法。

1.体表心电图

体表心电图是诊断心律失常最简便、廉价、准确的方法。心律失常发作时的体表心电图记录是确诊心律失常最重要的依据。最好是记录12导联同步心电图,至少应包括较长的Ⅱ导联或V₁导联记录,这有助于疑难、复杂心律失常的准确诊断。长时间的心电图记录方法为动态心电图,动态心电图可连续记录患者24小时以上的心电图,有利于明确心律失常发作与日常活动的关系及昼夜分布特征,了解心悸与晕厥的发生是否与心律失常有关,评价抗心律失常药物疗效、起搏器或埋藏式心脏复律除颤器的疗效以及是否出现功能障碍等。

2.运动试验

与运动有关的心律失常症状,应考虑做运动试验,可诱发出心律失常从而确定心律失常与活动的关系。

(三)鉴别诊断

各种类型的心律失常主要通过心电图来鉴别。除此之外,还要注意与以下疾病的鉴别。

1.功能性缓慢性心律失常

功能性缓慢性心律失常与自主神经功能紊乱相关,迷走神经张力亢进时可见窦房结、房室结功能低下,心电图可出现窦性心动过缓、一度及二度Ⅰ型房室传导阻滞,静脉注射阿托品后可恢复正常。若患者长期坚持耐力运动,则应考虑与运动相关性的心动过缓,一般仅须定期监测,减少运动量。

2.冠心病

冠心病患者若出现间隔支供血不足可引起房室传导阻滞,该类患者常于运动、饮食、受寒等情况下出现胸闷、胸痛、左肩臂放射痛等症状,心电图可出现病理性 Q 波或 ST 段的动态变化,严重者心肌损伤标志物水平增高,行冠状动脉 CT 血管造影或冠状动脉造影可进一步确诊。

3.病毒性心肌炎

病毒性心肌炎多急性起病,患者发病前 1～3 周常有呼吸道或胃肠道感染史,随后出现心悸、胸闷、乏力等症状,心电图可见有房室传导阻滞,常有 C 反应蛋白、红细胞沉降率、心肌损害标志物等水平增高,咽拭子及病毒抗体滴度等病原学检查亦有利于诊断。

4.风湿性心脏病

该病初发年龄多在 5～15 岁,复发多在初发后 3～5 年内。早期常可累及房室结而引起一度房室传导阻滞,偶尔因病变累及窦房结而引起病态窦房结综合征。随着病情的发展,心房扩大,而后可发展为阵发性房颤。

5.其他常见疾病

临床上常见由于内分泌紊乱、水电解质失衡和缺氧而引起心脏传导系统功能异常,包括甲状腺功能减退、尿毒症所致高血钾、利尿剂所致的低血钾、心力衰竭患者服用过量的 β 受体阻滞剂或洋地黄类药物。各种疾病患者病情危重或临终前均可出现缓慢性心律失常,应以治疗原发病为主。

四、辨证论治

缓慢性心律失常辨证分型有心肾阳虚、心气亏虚、气阴两虚、痰浊阻滞、气滞血瘀、痰扰心脉等。快速性心律失常辨证分型有心虚胆怯、气血不足、心阳不振、心脉瘀阻、阴虚火旺、痰火扰心等。

(一)心肾阳虚

1.临床表现

心悸气短,动则加剧,形寒肢冷,腰膝酸软,小便清长,舌质淡胖,脉沉迟。

2.治法

温补心肾,振奋心阳。

3.代表方

麻黄附子细辛汤合桂枝甘草汤加减。

4.方解

桂枝甘草汤中,桂枝用量倍于炙甘草,桂枝味辛性温,温通心阳;炙甘草甘温,益气补中。两者配伍,辛甘化阳,补益心阳,是温心阳之基础方。麻黄附子细辛汤中,麻黄行表,附子温里以振奋阳气,二药配合,相辅相成,为温肾助阳的常用组合;细辛性善走窜,助麻黄行表,又可鼓动肾中真阳之气,协附子温里。诸药合用,共奏温通心肾、振奋心阳之功。

5.加减

肾阳虚明显者,可合用右归丸以补肾助阳;虚阳欲脱厥者,用通脉四逆汤以温阳复脉,回阳救逆;大汗淋漓、脉微欲绝者,急用参附注射液静脉推注以温阳益气固脱。

(二)心气亏虚

1.临床表现

心悸怔忡,易疲倦,胸闷气短,活动后加重,或有自汗,舌淡苔白,脉迟。

2.治法

益气养心。

3.代表方

养心汤加减。

4.方解

养心汤以当归身、生地黄、熟地黄滋阴养血;茯神、五味子、柏子仁、酸枣仁养心安神;人参、麦冬益气养阴;炙甘草补养心气,调和诸药。诸药合用,共奏滋阴养血、宁心安神之功。

5.加减

自汗多者重用炙黄芪;人参以红参或高丽参以加强补益心气。

(三)气阴两虚

1.临床表现

心悸气短,乏力,失眠多梦,口干舌燥,五心烦热,自汗盗汗,舌质淡红少津,脉虚弱或结代。

2.治法

益气养阴。

3.代表方

生脉散加减。

4.方解

方中人参甘温,益元气,补肺气,生津液,是为君药;麦冬甘寒养阴清热,润肺生津,用以为臣;人参、麦冬合用,则益气养阴之功益彰;五味子酸温,敛肺止汗,生津止渴,为佐药。三药合用,一补一润一敛,益气养阴,生津止渴,敛阴止汗,使气复津生,汗止阴存,气充脉复,故名"生脉"。

5.加减

肝肾阴虚者可加用熟地黄、枸杞子、龟甲或送服六味地黄丸以滋养肝肾;虚烦难眠者,可加用珍珠母、琥珀以宁心安神。

(四)痰浊阻滞

1.临床表现

心悸气短,胸闷胀满,乏力,肢体重浊,舌苔白腻或滑腻,脉弦滑。

2.治法

理气化痰,宁心通脉。

3.代表方

涤痰汤加减。

4.方解

本方以半夏、橘红、枳实、茯苓燥湿祛痰,理气降逆;胆南星、竹茹清热化痰;人参、甘草、生姜、大枣益气健脾,治痰之源;石菖蒲化湿开窍。诸药合用,共奏涤痰开窍之功。

5.加减

兼血瘀,加丹参、红花、水蛭活血化瘀;痰浊化热者,改用黄连温胆汤。

(五)气滞血瘀

1.临床表现

心悸不安,胸闷憋气,心痛时作,发作时胸胁满闷,舌质紫黯或瘀斑,脉涩或结代。

2.治法

疏肝理气,活血祛瘀。

3.代表方

血府逐瘀汤加减。

4.方解

方中桃仁破血行滞而润燥,红花活血祛瘀以止痛,共为君药。赤芍、川芎助君药活血祛瘀;牛膝活血通经,祛瘀止痛,引血下行,共为臣药。生地黄、当归养血益阴,清热活血;桔梗、枳壳,一升一降,宽胸行气;柴胡疏肝解郁,升达清阳,与桔梗、枳壳同用,尤善理气行滞,使气行则血行,以上均为佐药。桔梗并能载药上行,兼有使药之用;甘草调和诸药,亦为使药。

5.加减

气虚血瘀者,用养心汤合桃红四物汤加减以益气活血;兼阳虚则加用麻黄附子细辛汤以温通阳气。

(六)痰扰心脉

1.临床表现

心悸胸闷,眩晕恶心,头重身倦,痰多咳嗽,舌苔浊腻,脉弦滑或涩结代。

2.治法

涤痰复脉。

3.代表方

涤痰复脉汤加减。

4.方解

方中半夏、陈皮、佛手、茯苓燥湿祛痰,行气降逆;胆南星清热化痰;党参益气复脉,治痰之源;石菖蒲化湿开窍。甘草健脾和中,调和诸药。

5.加减

若气虚者,加黄芪以益气豁痰;痰浊蕴久化热而见心悸失眠,胸闷烦躁,口干口苦者,加黄连、竹茹、枳实以清热豁痰。

(七)心虚胆怯

1.临床表现

心悸不安,善惊易恐,坐卧不安,食少纳呆,苔薄白,脉细略数或细弦。

2.治法

镇惊定志,养心安神。

3.代表方

安神定志丸加减。

4.方解

龙齿、琥珀镇惊安神;酸枣仁、远志、茯神养心安神;人参、茯苓、山药益气壮胆;天冬、生地黄、熟地黄滋养心血;配伍少许肉桂,有鼓舞气血生长之效;五味子收敛心气。

5.加减

若胸中烦热较甚,加山栀、莲子心以增强清心除烦之力;兼惊恐,宜加生龙骨、生牡蛎以镇惊安神;失眠多梦者,可加酸枣仁、柏子仁以养心安神。

(八)气血不足

1.临床表现

心悸气短,心气不足,眩晕乏力,面色无华,舌质淡,舌苔薄白,脉细弱。

2.治法

补血养心,益气安神。

3.代表方

归脾汤加减。

4.方解

黄芪、人参、白术、炙甘草益气健脾,以资气血化生之源;熟地黄、当归、龙眼肉补养心血;茯神、远志、酸枣仁宁心安神;木香理气醒脾,使补而不滞。

5.加减

以血滞为主者,加桃仁、红花、赤芍,以加强活血祛瘀之力;血虚有寒者,加肉桂、炮姜、吴茱萸,以温通血脉;血虚有热者,加黄芩、牡丹皮,熟地黄易为生地黄,以清热凉血。

(九)心阳不振

1.临床表现

心悸气短,动则尤甚,面色苍白,形寒肢冷,舌淡苔白,脉象虚弱或沉细无力。

2.治法

温补心阳,安神定悸。

3.代表方

参附汤合桂枝甘草龙骨牡蛎汤加减。

4.方解

桂枝、附子温振心阳,人参、黄芪益气助阳;麦冬、枸杞滋阴,取"阳得阴助而生化无穷"之意,炙甘草益气养心;龙骨、牡蛎重镇安神。

93

5.加减

若呕吐涎沫或少腹痛者,可加盐炒吴茱萸,温胃暖肝,下气止呕;泄泻不止者,可加升麻、黄芪等益气升阳止泻;呕吐不止者,可加姜汁温胃止呕。

(十)心脉瘀阻

1.临床表现

心悸不安,胸闷不舒,心前区刺痛,入夜尤甚,或见唇甲青紫,舌质紫黯或有瘀斑、瘀点,脉涩。

2.治法

活血化瘀,理气通络。

3.代表方

桃仁红花煎加减。

4.方解

桃仁、红花、丹参、赤芍、川芎活血化瘀;延胡索、香附、青皮理气通脉止痛;生地黄、当归养血活血。

5.加减

瘀重而痛甚者,加三七或酌加乳香、没药等增强活血祛瘀、消肿止痛之功;气滞重而痛甚者,可加郁金、川楝子等以增强行气止痛之力;若瘀痛入络,可加全蝎、地龙、三棱、莪术等以破血通络止痛。

(十一)阴虚火旺

1.临床表现

心悸易惊,心烦少寐,头晕目眩,手足心热,耳鸣腰膝,舌质红,苔少,脉细数。

2.治法

滋阴清火,养心安神。

3.代表方

天王补心丹加减。

4.方解

生地黄、玄参、麦冬、天冬滋阴清热;当归、丹参补血养心;人参、炙甘草补益心气;黄连清热泻火;桔梗引药上行,以通心气。

5.加减

失眠重者,可酌加龙骨、磁石以重镇安神;心悸怔忡甚者,可酌加龙眼肉、夜交藤以增强养心安神之功。

(十二)痰火扰心

1.临床表现

心悸时发时止,胸闷烦躁,失眠多梦,口干口苦,大便秘结,小便黄赤,舌苔黄腻,脉弦滑。

2.治法

清热化痰,宁心安神。

3.代表方

黄连温胆汤加减。

4.方解

黄连、栀子苦寒泻火,清心除烦;竹茹、半夏、胆南星、瓜蒌、陈皮清热化痰,和胃降逆;生姜、枳实下气行痰;远志、石菖蒲、酸枣仁、生龙骨、生牡蛎宁心安神。

5.加减

若心热烦甚者,加山栀、豆豉以清热除烦;失眠者,加琥珀粉、远志以宁心安神;惊悸者,加珍珠母、生牡蛎、生龙齿以重镇定惊;眩晕,可加天麻、钩藤以平肝息风。

五、其他治法

(一)针刺

(1)针刺内关、太渊穴(双),捻针 20 分钟。

(2)昏厥或阿-斯综合征者,急用三棱针针刺人中、涌泉穴,用毫针刺内关穴,并用艾条灸百会、足三里。

(3)取穴内关、神门、心俞、厥阴俞,用平补平泻法,留针 10～15 分钟。适用于各种期前收缩。

(4)独取膻中,用平补平泻法,留针 10～15 分钟,适用于阵发性心动过速。

(5)针刺双侧内关穴,新发病及年轻体力尚强者用重刺激,留针 3～5 分钟;对久病体虚者用补法轻刺激,留针 15～30 分钟。本法适用于各种期前收缩。

(二)耳针

选穴心、神门、交感点。用 5 分毫针刺入穴内,留针 30 分钟,10 分钟行针 1 次,中等刺激,适用于室上性心动过速及室性心动过速。对于反复发作者,可于发作终止之后,改用耳穴埋针或耳穴压药(用王不留行籽或保济丸),每 3 天更换 1 次。

第三节 冠 心 病

一、概述

冠心病是指冠状动脉粥样硬化使管腔狭窄或闭塞导致心肌缺血、缺氧或坏死而引发的心脏病,归属为缺血性心脏病,是动脉粥样硬化导致器官病变的最常见类型。冠心病发病与高血压、糖尿病等多种因素有关,是目前严重危害人类健康的疾病之一。

此病可归属为中医学"胸痹""心痛""真心痛"等疾病范畴。冠心病的病位在心,涉及肝、脾、肾等脏,以"阳微阴弦"为基本病机。中西医病证结合辨治冠心病,可以改善临床症状,降低疾病发展风险,对远期预后、康复也有至关重要的作用。

二、病因病机

(一)中医病因

1.外邪内侵

《黄帝内经》认为胸痹心痛与寒邪、热邪等外邪侵犯心脉有很大关系。寒主收引,寒邪内侵,则血脉不畅,血行瘀滞,心脉痹阻而发为本病。

2.饮食失节

饮食偏好过咸,则血脉凝涩不畅,气血不通则心痛。过食肥甘厚味、生冷之物,或嗜好烟酒,或暴饮暴食,以致脾胃受损,运化失司,聚湿生痰,痰浊壅塞,阻遏胸阳,气机不畅,血脉不通,发为胸痹。

3.劳倦内伤

劳逸相宜,则经脉通畅,气血充盈。过劳则耗气伤阴,络脉失养。少动贪逸则气血运行不畅,脾胃运化失司,气血生化不足,心失所养,拘急而痛。

4.情志失调

心藏神,情志所伤,首伤心神;怒伤肝,肝失疏泄,肝气郁滞,久则郁而化火,煎灼津液成痰。忧思伤脾,脾失健运,津液输布失司,聚而为痰。情志失节则气机不畅,气血瘀滞或痰瘀交阻,痹阻心脉,不通则痛。

5.年老体衰

本病多见于中老年人,年老体衰则肾阳虚衰,命门火衰,不能鼓舞五脏之阳,

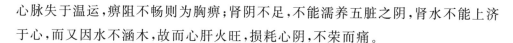

心脉失于温运,痹阻不畅则为胸痹;肾阴不足,不能濡养五脏之阴,肾水不能上济于心,而又因水不涵木,故而心肝火旺,损耗心阴,不荣而痛。

(二)中医病机

冠心病多与"胸痹""心痛""真心痛"等中医病名相对应。汉代张仲景在《金匮要略·胸痹心痛短气病脉证治》中论其病机为"阳微阴弦",病位在上焦。其中,寸口脉微即"阳微",多指上焦阳气不足,胸阳不振;尺脉弦即"阴弦",指下焦阴寒内盛,水饮内停。故胸痹的病机是胸阳不振,阴寒上乘。若上焦胸阳不振,寒邪易于客犯,寒凝则血行不畅,心脉瘀阻,致心脉拘急。本虚标实为其主要特点,本虚为气虚、阳虚、气阴两虚,标实为血瘀、痰浊、寒凝气滞。其病位在心、脉,与肝、脾、肾、肺等脏相关。

本病好发于肾气渐衰,肾阳虚衰难以温煦心阳的老年人,但随着现代生活节奏的加快,工作压力及环境污染的影响,气阳不足、痰浊内生的中青年人群也成为了冠心病的标靶。现代主要通过证候要素来对冠心病病因病机进行描述。证候要素作为中医证候诊断的最小单元,可与疾病的病理生理相关联。

目前冠心病常见证候要素有气虚、血瘀、阴虚、阳虚、痰浊、气滞、热蕴、寒凝8种,证候要素间可相互组合,如气虚血瘀、气虚痰浊、阳虚血瘀等。该病病位在心,但与其他脏腑密切相关,主要涉及肝、肾、脾、肺、胃等。与心相关的证候要素由多到少依次为血瘀、气虚、热蕴、痰浊、气滞、阳虚、阴虚、寒凝;与肾相关的证候要素为气虚、阴阳两虚;与肝相关的证候要素主要是阴虚、火旺、阳亢;与肺相关的证候要素主要是痰浊、气逆;与脾相关的证候要素主要是气虚;与胃相关的证候要素主要是气滞。主证中,气虚和血瘀最多,因此,气虚和血瘀是冠心病心绞痛的基本病机;兼证中,肾气虚最多,其他依次为肝阴虚、肝火旺、肺痰浊,上述证候与冠心病心绞痛的发生、发展密切相关。

三、诊断与鉴别诊断

(一)临床表现

1.稳定型心绞痛

(1)部位:心绞痛的典型部位是在胸骨体上段或中段之后,可波及心前区,疼痛范围常不局限,而是约有自己拳头和手掌大小,界线不清楚,有时疼痛部位可偏左或偏右,即表现在左前胸或部分右前胸区域,但很少超过乳头线之外。近一半患者可出现放射痛,即在出现胸痛的同时还感到疼痛向身体的其他部位放射,其中以向左肩、左臂和手指内侧放射最常见。此外也可向上放射到颈部、咽部、下颌骨、牙齿、面颊及头部,向下放射到上腹部,少数也可放射到臀部及双腿,向后放射至左肩胛骨,向右放射至右肩、右臂及手指内侧。

(2)性质:典型的胸痛常表现为紧缩样感觉、压迫样感觉或绞榨样感觉,占心绞痛患者的60%左右,常伴有焦虑或濒死的恐惧感。不典型症状是将胸痛描述为烧灼样或钝痛,但很少形容为针刺样、刀扎样或抓痛等尖锐性疼痛;疼痛呈现出来势较慢、去势快的特点。

(3)诱因:心绞痛最常见的诱发因素是体力活动、运动、脑力劳动和情绪激动;其他的诱发因素还有饱食、用力排便、寒冷、大量吸烟、心动过速所致的休克等。

(4)持续时间:稳定型心绞痛呈阵发性发作,每次一般不超过3分钟,很少超过15分钟。疼痛持续时间短至数秒钟,长达几小时甚至几天。几周的胸痛不支持为心绞痛发作。

(5)缓解方式:体力活动诱发的心绞痛,通常在中断活动后1~3分钟内可以自行缓解,或舌下含服硝酸甘油等硝酸酯类药物也能在数分钟之内使之缓解。

(6)伴随症状:心绞痛发作时可伴有胸闷、气短、疲倦及衰弱等症状,有时甚至心绞痛的症状被这些非特异症状所掩盖,这应引起重视。

(7)体征:一般无特殊体征,部分患者会在心绞痛发作时出现血压升高、心率加快、出汗、焦虑,偶可闻及第四心音或第三心音奔马律。

2.非ST段抬高型心肌梗死

该类患者胸部不适的性质与典型心绞痛相似,通常程度严重,持续时间更长,在休息时也可发生。发作时伴有新的相关症状,如出冷汗、恶心、呕吐、心悸、心慌,甚至呼吸困难等症状。休息或舌下含服硝酸甘油不能完全缓解。

3.ST段抬高型心肌梗死

(1)先兆:半数以上患者在发病前数日有乏力、胸部不适,活动时心悸、气急、烦躁、心绞痛等前驱症状,其中以新发生心绞痛和原有心绞痛加重最为突出,心绞痛发作较以前频繁,舌下含服硝酸甘油疗效差,应警惕心肌梗死的可能。

(2)疼痛:最先出现,多发生于清晨,疼痛部位和性质与心绞痛相同。但程度重,持续时间长,休息或舌下含服硝酸甘油无效,可伴濒死感,少数人一开始就出现休克或急性心力衰竭。

(3)全身症状:可有发热、心动过速、白细胞计数升高和红细胞沉降率增快等。发热多在疼痛发生24~48小时后出现,体温多在38℃左右。

（4）胃肠道症状：可有恶心、呕吐和上腹胀痛，重症者有呃逆。

（5）心律失常：多发生在起病1～2周内，而以24小时内最多见。以室性心律失常最多，尤其是室性期前收缩。房室和束支传导阻滞亦较多。

（6）低血压和休克：多在起病后数小时至1周内发生，多为心源性。

（7）心力衰竭：主要是急性左心衰竭，为心肌梗死后心肌收缩力减弱或收缩不协调所致。

（8）体征：心界扩大，心率快，心尖部第一心音减弱，可出现第四心音及奔马律，多在2～3天后有心包摩擦音。心尖区可出现粗糙的收缩期杂音或收缩中晚期喀喇音，为二尖瓣乳头肌功能失调或断裂所致，可有各种心律失常。

（二）辅助检查

冠状动脉急、慢性缺血时，心电图通常可出现ST段和T波的改变。普通心电图未见明显异常者，可做运动负荷心电图和动态心电图检查。冠状动脉造影能够显示冠状动脉血管各个分支，了解其解剖的详细情况及侧支循环状况，确定冠状动脉病变部位和程度，被称为诊断冠心病的"金标准"；超声心动图及冠脉CT、MRI等检查也可为诊断提供帮助。此外，心肌标志物（如肌酸激酶、肌酸激酶同工酶、超敏肌钙蛋白）在发作时也可有不同程度升高。

（三）鉴别诊断

1.肋间神经痛

本病疼痛常累及1～2个肋间，但并不一定局限在前胸，为刺痛或灼痛，多为持续性而非发作性，咳嗽、用力呼吸和身体转动可使疼痛加剧，沿神经行径处有压痛，手臂上举活动时局部有牵拉疼痛。

2.肋软骨炎

肋软骨炎的主要症状为局部疼痛，痛点较为固定，咳嗽、深呼吸、扩展胸壁等动作使胸廓过度活动时会加剧疼痛。常见的病变好发部位为左侧第2肋软骨，其次是右侧第2肋软骨及第3、4肋软骨。受累的软骨膨隆、肿大，有明显的自发性疼痛和压痛，皮肤表面并无红、肿、热等炎症改变。

3.食管疾病

一般表现为胸骨后疼痛，以进食后、平卧时为甚，呈烧灼感、针刺感，部分患者可伴食管异物感，甚至出现吞咽困难。

4.心脏神经症

患者常诉胸痛，但为短暂（几秒钟）的刺痛或持久（几小时）的隐痛，患者常喜欢不时地深吸一大口气或作叹息性呼吸。胸痛部位多在左胸乳房下心尖部附近或经常变动。症状多在疲劳之后出现,而不在疲劳的当时出现,做轻度体力活动反觉舒适,有时可耐受较重的体力活动而不发生胸痛或胸闷。含用硝酸甘油无效或在10多分钟后才见效,常伴有心悸、疲乏及其他神经衰弱的症状。

5.其他疾病引起的心绞痛

严重的主动脉瓣狭窄或关闭不全、风湿性冠状动脉炎、梅毒性主动脉炎、心肌桥导致冠状动脉狭窄或闭塞、肥厚型心肌病等均可引起心绞痛,根据其临床表现及相关检查可以鉴别。

6.急性心包炎

疼痛与发热同时出现,呼吸、咳嗽时加重。早期即有心包摩擦音。心电图除aVR外,其余导联均为ST段弓背向下的抬高,无异常Q波。

7.急性肺动脉栓塞

以右心衰竭为主,心电图Ⅰ导联S波深大,Ⅲ导联Q波显著。

8.急腹症

病史、体格检查、心电图检查和心肌酶检查可鉴别。

9.主动脉夹层

两上肢的血压和脉搏差别明显,胸痛一开始即达高峰,常放射到背、肋、下肢,二维超声心动图检查有助于诊断。

四、辨证论治

心绞痛辨证分型为心血瘀阻、气滞血瘀、痰浊闭阻、寒凝心脉、气虚血瘀、气阴两虚、心肾阴虚、心肾阳虚等。心肌梗死辨证分型为气虚血瘀、痰瘀互结、气滞血瘀、寒凝心脉、气阴两虚、正虚阳脱等。

(一)心血瘀阻

1.临床表现

胸痛以固定性疼痛为特点,症见面色紫黯,肢体麻木,口唇紫黯或黯红,舌质黯红或紫黯,舌体有瘀点、瘀斑,舌下静脉紫黯,脉涩或结代。

2.治法

活血化瘀,通络止痛。

3.代表方

冠心2号方加减。

4.方解

瘀血阻络而呈疼痛,宜活血化瘀,宣通包络之痹。方中川芎擅长行气活血,赤芍擅长解痉活血,二药兼具行气、活血、解痉3种作用,可以兼顾气滞、血瘀、脉急3个方面。复用降香通心气之滞,红花、丹参行心血之阻,增强行气活血之力。此方虽以活血为主,实有行气之功,故是气血同治之法。

5.加减

若胸痛剧烈,畏寒肢冷,脉沉细或沉迟,阳虚血瘀者,可加蒲黄、延胡索、桂枝或肉桂、细辛、高良姜、薤白等温通散寒之品;若伴胸闷痰多,舌苔腻脉滑,痰瘀互结者,宜加涤痰汤豁痰宣痹;若伴舌苔黄腻,痰瘀热互结者,宜加温胆汤或小陷胸汤化裁。

(二)气滞血瘀

1.临床表现

胸痛以胸闷胀痛,多因情志不遂诱发为特点,症见善太息,脘腹两胁胀闷,得嗳气或矢气则舒,舌紫或黯红,脉弦。

2.治法

行气活血,通络止痛。

3.代表方

血府逐瘀汤加减。

4.方解

本方为桃红四物汤合四逆散加桔梗、牛膝而成。方中桃仁破血行滞,红花活血化瘀,共为君药。川芎、赤芍助君药活血祛瘀;牛膝活血通脉,引血下行,共为臣药。生地黄、当归益阴养血,清热活血;桔梗、枳壳一升一降,开胸行气;柴胡疏肝解郁,升达清阳,与桔梗、枳壳同用,使气行则血行,以上均为佐药。桔梗并能载药上行,兼为使药;甘草调和诸药亦为使药。

5.加减

若胀闷显著,气滞明显者,可加用沉香;若胸痛显著,血瘀明显者,可加用失笑散、延胡索、姜黄、郁金;若伴呃逆,胃气上逆者,可加用丁香、檀香;若心烦易怒,口干便秘,舌红苔黄,脉弦数,气郁日久化热者,可加牡丹皮、栀子;若伴便秘,大肠积热者,可加用枳实、厚朴、桃仁,便秘严重者可加当归龙荟丸通泻郁火。

(三)痰浊闭阻

1.临床表现

胸痛以胸闷痛为特点,症见痰多体胖,头晕多寐,身体困重,大便黏腻不爽,舌苔厚腻,脉滑。

2.治法

通阳泄浊,豁痰开结。

3.代表方

瓜蒌薤白半夏汤加减。

4.方解

胸痹不得卧,是肺气上而不下也;心痛彻背,是心气塞而不和也,其痹为尤甚矣。所以然者,有痰饮以为之援也。故于胸痹药中加半夏以逐痰饮。君以薤白,滑利通阳;臣以瓜蒌实,润下通阴;佐以白酒熟谷之气,上行药性,助其通经活络而痹自开,而结中焦而为心痛彻背者,但当加半夏一味,和胃而通阴阳。

5.加减

若气塞,气短,咳逆,小便不利,痰饮内阻者,可用茯苓杏仁甘草汤;若气塞,气短,心下痞满,气滞明显者,可用橘枳姜汤;若伴痰黏稠色黄,苔黄腻,脉滑数,痰热互结者,可用小陷胸汤或黄连温胆汤;若饭后心绞痛发作者,可加陈皮、炒白术等健脾化痰之品。

(四)气虚血瘀

1.临床表现

胸部刺痛,闷滞,活动后加重,可伴身体乏力、短气、汗出、心悸。四肢肌肤瘀斑或甲错,舌质黯淡或有瘀点、瘀斑,舌苔薄白,脉虚无力或弦细无力。

2.治法

益气活血,祛瘀止痛。

3.代表方

保元汤合血府逐瘀汤。

4.方解

方中人参补里气,配合黄芪补表气,炙甘草补中气,加肉桂能生命门真气,全方可大补元气,补气升阳,益气强心,使气旺则血行,血行则滞通;红花、桃仁、当归、牛膝活血化瘀;赤芍、生地黄活血凉血,解毒散瘀;柴胡疏肝解郁,畅通气机,合桔梗、赤芍敛阴合阳条达肝气,调顺情志,使气行血行;桔梗载药上行,配合枳壳升降有序,开胸顺气;生地黄配合当归,滋阴润燥,养血活血,再合人参、黄芪益气养阴活血。保元汤合血府逐汤加减,具有益气化瘀能生新、行气活血不耗阴、祛瘀解毒不伤正的疗效。

5.加减

合并阴虚者,可合用生脉散或人参养荣汤。

（五）痰瘀互结

1.临床表现

剧烈胸痛,胸闷如窒,可伴头昏目眩、脑涨、身体坠胀感、气短、咳嗽痰多,食欲下降,恶心呕吐,腹胀。面色晦暗,唇舌发绀,四肢水肿。舌质紫黯或黯红,可有瘀斑,舌下瘀筋,舌苔厚腻,脉滑或涩。

2.治法

活血化痰,理气止痛。

3.代表方

瓜蒌薤白半夏汤合桃红四物汤。

4.方解

瓜蒌宽胸行气,涤痰散结;薤白通阳豁痰,宣痹下气;半夏则主要行化痰降逆之效;熟地黄、当归则有滋阴功效;红花和桃仁则具有活血化瘀的作用;川芎有行气作用,有助活血之功;白芍则能够养血调经,柔肝止痛;少量白酒可通血脉,助药势。以上诸药共奏活血化瘀、宣痹止痛之功。

5.加减

痰浊郁而化热者,可予黄连温胆汤加减;痰热兼有郁火者,可加海浮石、海蛤壳、栀子、天竺黄、竹沥;大便干者,可加大黄;伴有热毒者,可合黄连解毒汤。

（六）正虚阳脱

1.临床表现

心胸隐痛,胸中憋闷或有窒息感,喘促不宁,心慌,面色苍白,冷汗淋漓。精神烦躁或淡漠,重则昏迷,四肢逆冷,口开目闭,遗尿。舌质淡,舌苔白。脉数无根或脉微欲绝。

2.治法

回阳救逆,益气固脱。

3.代表方

四逆加人参汤。

4.方解

方中以附子为君药,此为补益先天命门真火之第一要药,走而不守,生用尤能迅达内外,通行十二经脉,以温壮元阳,驱散阴寒。臣以干姜,守而不走,功专温中散寒,助附子破阴回阳。附子与干姜一走一守,先后天并治,两者相得益彰,使温阳救逆之力更强。加入人参以益气养阴固脱。佐以炙甘草,一能益气安中,使全方温补结合以治虚寒之本;二能调和诸药,并使药力作用持久;三能解附子毒,又缓干姜、附子燥烈峻猛之性,使阳回寒散而无虚阳暴脱之虞。甘草与干姜同用,还可增强温阳健脾的作用,使脾阳得健,化源不竭,生机不灭。

5.加减

伴有咳唾喘逆,水气凌心射肺者,可予真武汤合葶苈大枣泻肺汤;伴有口干,舌质嫩红,阴竭阳脱者,可合用生脉散。

五、其他治法

(一)针刺

针对冠心病心绞痛患者采用针刺配合中药治疗可缓解心绞痛症状,改善心肌缺血。根据传统针灸理论以及现代针灸研究,冠心病稳定型心绞痛针灸治疗可选用内关、膻中、心俞、厥阴俞为主穴。

平衡针针刺阿是穴可缩短急性心肌梗死患者胸痛持续时间和减轻胸痛程度,取内关、间使、神门等具有与心脏相关特异性的穴位行针刺治疗,可促进急性心肌梗死患者心脏功能的恢复和改善。

(二)八段锦

八段锦的特点是"柔和缓慢,圆活连贯;松紧结合,动静相兼;神与形合,气寓其中",其动作简单易学,具有调理脏腑、经络气血的作用。此外,八段锦运动量适中,经过八段锦练习,可在一定程度上改善睡眠、缓解不良情绪及提高生活质量,能使急性心肌梗死患者的心脏射血功能增强,心排血量和每搏输出量增多,是一种理想康复方式。

(三)太极拳

长期坚持有氧运动训练能有效降低急性心肌梗死的发病风险,太极拳运动不仅是低强度的有氧运动,而且可以调节血压、呼吸,改善心肺功能,对急性心肌梗死患者的心脏康复有其独特优势。

第四节　慢性心力衰竭

一、概述

慢性心力衰竭是由于各种原因所致的心肌损伤(如心肌梗死、心肌病、血液动力负荷过重、炎症等），引起心肌结构和功能的变化，最终导致心室泵血和/或充盈功能低下，临床以组织血液灌注不足、肺循环和/或体循环淤血为主要特征的复杂临床综合征。它是多数心血管病的最终归宿，也是患者的主要死亡原因。

本病属于中医学心衰、心悸、怔忡、水肿、喘咳、痰饮、心痹等病证的范畴，其病名统一为"心衰病"。中医学认为，本病的发生与脏腑功能失司、情志失调、劳累过度及外邪等有关。病机总属本虚标实。本虚主要是心、肺、脾、肾亏损，而早期表现以心气虚为主，进一步发展可气虚及阴，表现为气阴两虚；或气虚及阳，表现为阳气亏损，终致阴阳两虚，而以阳虚为主。标实常是在本虚的基础上形成，主要表现为血瘀、水停、水邪上泛。急性发作期偏于标实，缓解期偏于本虚。

二、病因病机

（一）中医病因

1.先天禀赋不足

精气亏虚，心失濡养，发育不全，心气虚损，动则益甚，久则发为本病。

2.外邪入侵

外邪如风寒湿邪侵袭，日久不愈而内舍于心，使心气受损，心之气血阴阳功能失调而发为本病。

3.情志失调

肝失疏泄，肝气郁结，横逆乘脾，或思虑过度，损伤脾气，脾虚失运，痰浊内生，蕴久化热，或肝郁化火，致痰火内盛，灼铄心阴，心阴亏损，心火亢盛，亦可损及心之阴阳气血而发为本病。

4.久咳耗气

咳嗽日久，伤及肺气、宗气，宗气不足难以贯心脉而行气血，肺气不足使朝百脉与主治节失常，并导致血脉瘀阻，继而由肺波及于心，发为本病。

5.年老体衰，心脾肾亏虚

年老体衰，元气阴精渐趋衰弱，心气虚则血行无力，瘀血阻滞；脾气虚则运化失健，痰湿内生；肾阴虚不能上交于心则心火亢盛，肾阳虚无以温助脾阳则痰湿内生，痰停于肺，肺失宣肃，咳气上逆，久则伤肺损心而发本病。

（二）中医病机

心力衰竭基本病机可用气虚血瘀统驭，在此基础上可有阴虚、阳虚的转化，常兼见痰饮、水湿，病位在心，涉及肺、脾、肾。本虚是心力衰竭的基本要素，决定了心力衰竭的发展趋势;标实是心力衰竭的变动因素,影响着心力衰竭的病情变化。本虚和标实的消长决定了心力衰竭发展演变。

1.气虚血瘀

气虚血瘀可见于心力衰竭各阶段,心主血脉,气为血之帅,气行则血行。心气不足,鼓动无力,必致血行不畅而成瘀,出现神疲乏力、口唇青紫甚至胁痛积块。

2.气阴两虚

气虚日久,阴津生成减少;或长期治疗过程中过用温燥、渗利之品损及阴津,形成气阴两虚或阴阳并损,可见心悸、气短乏力、倦怠懒言、口干舌燥、五心烦热。

3.心阳不足,阳虚水泛

心气虚日久及肾,后天脾胃受损,无力充养先天,均可使肾阳不足;久病肾虚,元阳不足,心阳、脾阳必然不振,终将致心脾肾阳虚衰,阴寒内生。临床上见气短乏力、畏寒肢冷、心悸怔忡。肾不纳气,则呼多吸少,气短难续;肾虚不约则小便频数,夜尿增多;肾虚气化不利则见尿少、水肿,甚者水气上逆,凌心射肺而见心悸、怔忡、咳喘、倚息不能卧及咳吐泡沫样痰。

4.血瘀水停

心主血脉,心气虚,血行不畅则瘀血内生;疾病后期,肺、脾、肾均伤,肺为水之上源,脾主运化水谷,肾主水液司二便,三脏功能失常,则水液代谢紊乱,停积于内,泛溢于外而成水肿。另外,血不利则为水,水液失于气化则阻滞血脉,二者可互相为病。

三、诊断与鉴别诊断

(一)临床表现

慢性心力衰竭的主要临床表现为"充血",其次是周围组织灌注不足。按发生部位分为左心衰竭、右心衰竭与全心衰竭。心力衰竭开始发生在左侧心脏和以肺淤血为主的称为左心衰竭。开始发生在右侧心脏并以肝、肾等器官和周围静脉淤血为主的称为右心衰竭。两者同时存在的称为全心衰竭。以左心衰竭开始的情况较多见,大多经过一定时期发展为肺动脉高压而引起右心衰竭。单独的右心衰竭较少见。

1.左心衰竭

(1)症状:表现为劳力性呼吸困难,阵发性夜间呼吸困难,倦怠乏力,活动后加重,咳嗽咳痰,水肿,小便量少,严重者呈端坐呼吸,咳嗽及咳粉红色泡沫样痰,呼吸频率增快,鼻翼翕动,大汗淋漓,面色苍白或晦暗。

(2)体征:原有心脏病的体征,左心室增大,心尖冲动向左下移位,心率增快,心尖区有舒张期奔马律,肺动脉瓣区第二心音亢进,其中舒张期奔马律最有诊断价值,在患者心率增快或左侧卧位并作深呼气时更容易听到。左室扩大还可形成相对性二尖瓣关闭不全,产生心尖区收缩期杂音。交替脉,两肺底部有中小水泡音,急性肺水肿时可有粗大湿啰音,满布两肺,并可伴有哮鸣音。胸腔积液可局限于肺叶间,也可在单侧或双侧。

2.右心衰竭

(1)症状:主要有食欲缺乏、恶心、呕吐、上腹饱胀,甚至剧烈腹痛、黄疸、尿量减少、夜尿增多等。

(2)体征:原有心脏病的体征,以右心室增大为主者可伴有心前区抬举性搏动。心率增快,部分患者可在胸骨左缘相当于右心室表面处听到舒张早期奔马律。右心室明显扩大可形成功能性三尖瓣关闭不全,产生三尖瓣区收缩期杂音,吸气时杂音增强。颈静脉充盈,肝大和压痛,肝颈静脉回流现象阳性。水肿最早出现在身体的下垂部位,起床活动者以脚踝内侧和胫前较明显,仰卧者骶部水肿。右心衰竭时,可有双侧或单侧胸腔积液,甚至腹水。有心包积液,呼吸急促,不能平卧,发绀。晚期患者可有明显营养不良、消瘦甚至恶病质。

3.全心衰竭

左心衰竭、右心衰竭同时存在,但患者或以左心衰竭的临床表现为主,或以右心衰竭的临床表现为主。左心衰竭的临床表现可因右心衰竭的发生而减轻。

(二)辅助检查

1.实验室检查

全血细胞计数、尿液分析、血生化、空腹血糖和糖化血红蛋白、血脂及甲状腺功能等,应列为常规检查。B型脑钠肽/氨基末端脑钠肽前体的测定有助于心力衰竭诊断和预后判断。B型脑钠肽<100 ng/L时不支持心力衰竭的诊断,氨基末端脑钠肽前体<300 ng/L,可排除心力衰竭,其阴性预测值为99%。心脏肌钙蛋白可用于诊断原发病如急性心肌梗死,也可以对心力衰竭患者做进一步的危险分层。对某些特定心力衰竭患者应进行血色病或艾滋病的筛查,在相关人群中进行风湿性疾病、淀粉样变性、嗜铬细胞瘤的诊断性检查。

2.X线检查

左心衰竭时常有左心室和/或左心房扩大,肺淤血或肺水肿征,出现克利B线(肺淋巴管扩张,肺小叶间隔变粗所致)。不同病因尚有相应X线表现,如主动脉瓣病变心脏常呈靴形心,主动脉增宽、伸长等;而二尖瓣狭窄常呈梨形心改变,食管钡餐检查常有左心房局限性压迹等。慢性左心衰竭患者尚可有胸腔积液 X 线征。右心衰竭可有右心或左、右心扩大,上腔静脉和奇静脉扩张,可伴有双侧或单侧胸腔积液征。

3.循环时间测定

臂至舌循环时间延长,常超过 20 秒,而臂至肺时间大致正常。

4.心电图检查

左心衰竭时可有左心房和/或左心室肥大、劳损等改变,V_1 导联 P 波终末负电势增大,$\geqslant 0.02\ mm \cdot s$。此外,可出现各种心律失常图形,左心房明显扩大者,尤其是二尖瓣狭窄、扩张型心肌病,常出现心房颤动。右心衰竭可有右心房和右心室肥大、劳损,电轴右偏等改变。

5.超声心动图检查

左心衰竭时,除可直接显示瓣膜病变、室间隔缺损和其他先天性畸形外,该检查可检测心腔大小和室壁活动情况,并可做有关心功能的检查,对确立左心衰竭的病因、衡量病变严重程度和评价心功能状况颇有帮助。右心衰竭常有右心房、右心室肥大,右心室流出道增宽及相应心脏病改变。

6.其他检查

在某些情况下,左心室功能不全程度尚可用左侧、右侧血流导向气囊导管和心血管造影术等创伤性检查;或用放射性核素扫描、血池显像、收缩时间间期测定、超声多普勒彩色血流显像或频谱分析等无创性检查予以评价。常用指标有容积指数、心排血量、心排血指数、射血分数、肺毛细血管楔压等。右心衰竭时静脉压明显增高,臂至肺循环时间延长,重度右心衰竭时有肝、肾功能异常。

(三)鉴别诊断

1.支气管哮喘

左心衰竭夜间阵发性呼吸困难,常称之为"心源性哮喘",临床常把其与支气管哮喘相鉴别。心源性哮喘有心脏病史,多见于老年人,有心脏病症状及体征,发作时强迫端坐位,两肺以湿性啰音为主,可伴有干性啰音,甚至咳粉红色泡沫痰;而支气管哮喘多见于青少年,有变态反应史,咳白色黏痰,肺部听诊两肺满布哮鸣音。采用支气管扩张剂治疗有效则支持诊断支气管哮喘,强心、利尿及扩血管药有效则支持心源性哮喘。B 型脑钠肽/氨基末端脑钠肽前体升高提示心源性哮喘。支气管哮喘与心源性哮喘的鉴别,见表 5-3。

表 5-3 心源性哮喘与支气管哮喘的鉴别

鉴别项目	心源性哮喘	支气管哮喘
病因	有引起急性肺淤血的基础心脏病史,病程较短	部分患者有家族史或个人过敏史,过去有长期反复发作史,病程长
症状	多见于中年或老年患者,常出现阵发性夜间呼吸困难,每次持续时间短,常在 1 小时内,痰为泡沫状,无色或呈粉红色	多从青少年起病,以冬春季节较多,每次持续时间长达数小时或数天;发作前有咳嗽、胸闷、喷嚏等先兆
体征	有基础心脏病征,常有奔马律,肺内可闻及湿啰音、干啰音及哮鸣音,但以湿啰音为主,无肺气肿征	无心脏病体征,双肺布满哮鸣音,呈呼气性呼吸困难,可有肺气肿体征
X 线检查	左心增大,肺淤血,急性心肌梗死时心脏可无明显增大	心肺正常,肺野清晰或有肺气肿征象
其他检查	臂至舌循环时间延长,心电图可有左心房、左心室肥大或心肌梗死等改变,电轴左偏	臂至舌循环时间正常,心电图正常或右室肥大,电轴右偏,嗜酸性粒细胞计数升高
治疗反应	洋地黄、快速利尿剂、血管扩张剂、吗啡等有效	用氨茶碱、肾上腺皮质激素等治疗有效

2.右心衰竭与心包积液、缩窄性心包炎、肝硬化等引起的水肿和腹水的鉴别

心包积液、缩窄性心包炎可引起颈静脉充盈、静脉压增高、肝大、腹水;但心尖冲动弱,心音低,并有奇脉,超声心动图检查有助于鉴别。腹水也可由肝硬化引起,但肝硬化无颈静脉充盈和肝颈静脉回流征阳性。

四、辨证论治

中医基本证候特征可用气虚血瘀概括,在此基础上本虚可有阴虚、阳虚,甚至发生阴阳两虚、阴竭阳脱,标实兼有痰饮。参考《慢性心力衰竭中医诊疗指南(2022 年)》,分为气虚血瘀或兼痰饮、气阴两虚血瘀或兼痰饮、阳气亏虚血瘀或兼痰饮 3 种基本证型。若伴有咳嗽、咯痰、胸满、腹胀、面浮、肢肿、小便不利中任意1项,同时具有舌苔润滑或腻、脉滑的表现,可辨证为兼痰饮。

(一)气虚血瘀或兼痰饮

1.临床表现

气短,喘息,乏力,心悸。倦怠懒言,活动易劳累;白天无明显原因而不自主地出汗,活动后加重;语声低微;面色或口唇紫黯。舌质紫黯(或有瘀斑、瘀点或

舌下脉络迂曲青紫),舌体不胖不瘦,苔白,脉沉、细或虚无力。

2.治法

益气活血,或兼以化痰利水。

3.代表方

保元汤合血府逐瘀汤加减。

4.方解

阳性药物稍多,阴性药物略少,针对寒热错杂;君药以活血化瘀为主,针对虚实夹杂;阳明太阴合病(里寒热)。方剂中,红花、当归、川芎、桃仁、赤芍、生地黄、怀牛膝,活血化瘀;黄芪、人参、肉桂,温阳补气;枳壳、桔梗,开胸行气;柴胡,疏肝解郁;甘草,调和诸药。诸药合用以活血化瘀为主,温阳补气为辅,兼顾开胸行气、疏肝解郁。

5.加减

气虚甚者,黄芪加量或加党参、白术等;血瘀甚者加三七、丹参、地龙等;兼痰浊者,加薤白、瓜蒌、半夏、陈皮、杏仁等;兼水饮者,加葶苈子、泽泻、茯苓皮、车前子、大腹皮、五加皮等。

(二)气阴两虚血瘀或兼痰饮

1.临床表现

气短,喘息,乏力,心悸。口渴或咽干;白天无明显原因而不自主地出汗且活动后加重,或睡眠中汗出异常而醒来后汗出停止;手足心发热;面色或口唇紫黯。舌质暗红或紫黯(或有瘀斑、瘀点或舌下脉络迂曲青紫),舌体瘦,少苔,或无苔,或剥苔,或有裂纹,脉细数无力或结代。

2.治法

益气养阴活血,或兼以化痰利水。

3.代表方

生脉散合血府逐瘀汤加减。

4.方解

生脉散方中人参、麦冬、五味子皆入肺经,一补一润一敛,既可补气阴之虚,又可敛气阴之散,故肺虚久咳之证得之,可收益气养阴,敛肺止咳之效;暑热气耗津泄之证得之,司奏益气生津,敛阴止汗之功。方中人参性味甘温,有大补元气之功,若气虚不甚者,可易为党参;若气阴不足,兼有内热者,则可用西洋参代之;若病情急重者,全方用量亦宜加重,或使用注射剂。若口渴喜饮,加芦根、花粉;舌红、脉数,加黄连、栀子;心阳不振,加附子、生姜;汗多欲脱,加龙骨、牡蛎。若温病气阴虽伤,但余热未清,或久咳肺虚,仍有痰热者,均非所宜。

5.加减

偏阴虚者,可将人参换用西洋参、太子参,或加黄精、玉竹、山茱萸等。

(三)阳气亏虚血瘀或兼痰饮

1.临床表现

气短,喘息,乏力,心悸。害怕寒冷和/或喜欢温暖;胃脘、腹、腰、肢体部位具有寒冷的感觉;身体感觉寒冷,同时伴有出汗的症状;面色或口唇紫黯。舌质紫黯(或有瘀斑、瘀点或舌下脉络迂曲青紫),舌体胖大,或有齿痕,脉细、沉、迟无力。

2.治法

益气温阳活血,或兼以化痰利水。

3.代表方

真武汤合血府逐瘀汤加减。

4.方解

方中以大辛大热的附子为君药,温肾助阳,以化气行水,兼暖脾土,以温运水湿。臣药以茯苓、白术健脾利湿,淡渗利水,使水气从小便而出;佐药以生姜温散,既助附子以温阳祛寒,又伍茯苓、白术以散水湿;其用白芍者,乃一药三用,一者利小便以行水气,一者柔肝以止腹痛,一者敛阴舒筋以止筋惕肉瞤。诸药配伍,温脾肾,利水湿,共奏温阳利水之效。

5.加减

阳虚明显,可加淫羊藿、桂枝等;余加减用药同前。

五、其他治法

(一)针刺

1.体针

主穴内关、间使、通里、少府、心俞、神门、足三里。水肿者,加水分、水道、阳陵泉、中枢透曲骨;或三阴交、水泉、飞扬、复溜、肾俞。两组穴位可交替使用。咳嗽痰多者,加尺泽、丰隆;嗳气腹胀者,加中脘;心悸不眠者,加曲池;喘不能卧者,加肺俞、合谷、膻中、天突。

2.耳针

取穴心、肺、肾、神门、交感、定喘、内分泌,每次选取 3~4 穴,埋针或用王不留行籽贴压。

(二)灸法

取穴心俞、百会、神阙、关元、人中、内关、足三里。喘憋者,加肺俞、肾俞;水肿者,加水道、三焦俞、阴陵泉。每次选用 3～5 穴,艾条灸 15～20 分钟,灸至皮肤潮红为度,每天 1 次。

(三)足疗

(1)足疗方:桂枝 10 g,鸡血藤 20 g,凤仙草 30 g,食盐 20 g,芒硝 30 g。

(2)方法:应用沐足治疗盆,加入足疗方药,洗按足部,足反射区电动按摩,每天 1 次,每次30 分钟。

(四)心力衰竭综合康复疗法

心脏评估→康复前教育(热身活动)→康复运动→情志疗法、饮食疗法、耳穴疗法、温灸疗法等。

第五节　病毒性心肌炎

一、概述

病毒性心肌炎是由多种病毒引起的局灶性或弥漫性心肌细胞变性、坏死,间质炎性细胞浸润、纤维渗出等病理改变,从而导致心肌损伤、心功能障碍和/或心律失常的一种疾病。本病常可引起心包、心内膜以及其他脏器的炎性改变,因此可同时存在心包炎、心内膜炎。病毒性心肌炎是临床常见的心血管病,好发于秋冬季节,以小儿、中青年患者多见,近年来老年患者常有发病。该病病情差别较大,轻者几乎无症状,重者可出现心力衰竭或严重心律失常,甚至猝死。一般认为 5％的病毒感染后可累及心脏。

中医学无"病毒性心肌炎"病名,从其发病特点和临床表现来看,相当于中医"心瘅"等病范畴。总以心中悸动、惊惕不安、不能自主为主要症状。"心瘅"又名心热病,在《汉书·艺文志》之前已有,其《方技略》谓:古代有"五脏六腑瘅十二病方",其五脏瘅中当有心瘅。《外台秘要》卷四:"心瘅,烦心,心中热。""心瘅"指因外感温热病邪,或因手术等创伤,温毒之邪乘虚侵入,内舍于心,损伤心之肌肉、内膜,以发热、心悸、胸闷等为主要表现的内脏瘅(热)病类疾病,相当于西医的急性病毒性心肌炎。

二、病因病机

(一)中医病因

1.内因

先天禀赋不足,正气虚弱,则易于感染邪毒而发病。生活无规律、缺乏身体锻炼、饮食不节及偏嗜、营养失调,以及屡染他病或久病不愈者,均能使机体正气虚弱,抗邪无力而发病。

2.外因

外感邪毒是本病的致病主因。所谓邪毒,主要是指属于四时不正之气的六淫之邪,也包括具有强烈传染性的疫疠之气在内。以风邪为首的六淫之邪均可导致本病的发生,其中尤以风热邪毒最常见。邪毒侵入心体之后,劳倦耗气、七情伤气、食滞伤脾、屡染外邪等因素均可诱发本病,或使病情加重,或致迁延不愈。

(二)中医病机

一般认为,其发病以正气亏虚为本,以邪毒内侵为标,可因情志、疲劳、食滞、外感等因素而诱发。病位主要在心,亦可涉及脾、肺、肾等其他脏腑,属本虚标实、虚实夹杂之证。其本在于心之气血阴阳偏盛偏衰,其标有邪毒、瘀血、痰浊之别。在疾病初期邪正交争阶段,如邪毒内陷,正气不支,以正衰为甚,病势急暴,可在短时间内死亡。在疾病中后期,如机体气血阴阳亏虚,与瘀血、痰湿等病理产物相互作用、互为因果,形成恶性循环,遂使病情迁延不愈,甚至进行性加重,危及生命。

1.邪毒侵心,正气受损

风热邪毒或湿热邪毒侵袭人体,均可从口鼻或皮毛而入。风热之邪首犯肺卫,然后由表入里。心肺同居上焦,肺朝百脉,与心脉相通,故肺脏受邪极易累及于心。湿热之邪常犯脾胃。湿为阴邪,最易损伤阳气。湿邪困脾,先损脾胃之阳气,继而累及于心,导致心阳不振。若素体阳盛,则风湿之邪可从阳化热,湿热由脾上攻于心,亦令心神不安。素体正气虚损较甚或婴幼儿抗邪能力低下,如感染邪毒深重则极易导致邪毒内陷,使正气不支,出现心阳虚衰、阳气暴脱、气血败乱等危重病理变化。

2.气血阴阳,偏盛偏衰

由于心肌炎患者以外感风热邪毒致病者最多见,易于耗气伤阴,故气阴虚损为本病最常见的病理变化。风热邪毒,伤阴耗血,阴血亏虚,血虚气弱,或湿热邪毒,损伤脾胃,使气血生化乏源,均可形成气血两虚的病理变化。肾为先天之本,内寄真阴真阳,心病日久,穷及于肾,心肾亏虚,阴阳俱损,气血留滞,痰湿停聚,故见心悸头晕、神疲乏力、腰酸耳鸣、肢体水肿、脉沉细结代或细涩无力等。

3.瘀血、痰湿阻滞心脉

瘀血既是血液运行不畅的病理产物,反过来又能影响气血的运行,成为新的致病因素。导致心肌炎瘀血内生的病理变化主要有以下几种原因:①热毒壅滞于心,致使血运涩滞;②心气亏虚,无力鼓动血脉;③阴血亏虚,血液运行滞涩;④阳气虚衰,阴寒内盛,血寒而凝滞。瘀血痹阻于心脉,气血运行不畅,则见心悸怔忡、胸痛胸闷、脉迟涩或结代等。

痰湿同瘀血一样,既是病理产物又是新的致病因素。导致痰湿内生的病理变化主要有以下几种原因:①邪热灼津,酿生痰浊;②气虚湿聚成痰,如肺气虚则津液失布,脾气虚则水湿无制等,均能形成痰湿;③阴亏火旺,煎液生痰;④脾肾阳虚,水泛为痰。

三、诊断与鉴别诊断

(一)临床表现

1.症状

(1)心脏受累表现:常有心悸、气短、胸部不适、心前区疼痛等。

(2)其他表现:部分临床症状不典型,可表现为突然出现剧烈胸痛,而全身症状和其他症状轻微,多见于心肌炎累及细胞和/或胸膜者;部分可以肌痛、发热、关节痛、少尿、昏厥等为临床表现,或表现不明原因的心律失常;少数可发生阿-斯综合征,极少数可发生心力衰竭、心源性休克或猝死;也有以肺或全身动脉栓塞为主要表现。当病毒同时侵犯其他脏器时,可产生其他脏器症状而掩盖心肌受损症状。

2.体征

(1)心律失常:最常见,且常是引起患者注意的首发表现。各种心律失常都可出现,以期前收缩最常见,其次为房室传导阻滞。严重心律失常是猝死的主要原因。

(2)心率改变:可见与体温不成比例的持续性窦性心动过速,若表现为心动过缓则应注意是否存在房室传导阻滞。

(3)心音改变:第一心音减低或分裂,呈胎心音,可闻及第三心音或第四心音,严重时可出现奔马律。心包炎时可闻及心包摩擦音。

(4)杂音：心尖区可闻及收缩期吹风样杂音，与发热、贫血所致血流速度加快及心腔扩大有关；亦可闻及舒张期杂音，为心腔扩大引起相对性二尖瓣狭窄所致。杂音强度多不超过 3 级，病情好转后多可消失。

(5)心脏扩大：轻症患者心脏不扩大或扩大不明显，重者心脏明显扩大。

(6)心力衰竭：重症患者可出现颈静脉怒张、肺部啰音、肝大、奔马律、交替脉、血压下降、脉搏细速、四肢厥冷、尿少等体征。

(二)辅助检查

1.血常规及血清酶学检查

白细胞计数可升高，急性期红细胞沉降率可增快。部分患者血清心肌酶增高，以心肌肌钙蛋白 I 的定性测定或肌钙蛋白 T 的定量测定、肌酸激酶同工酶的定量测定最有特异性。

2.病毒学检查

临床中常用咽拭子或粪便或心肌组织分离病毒，检测血清特异性抗病毒抗体滴度，心肌活体组织检查标本免疫荧光法找到特异抗原或在电镜下发现病毒颗粒，聚合酶链反应从粪便、血清、心肌组织中检测病毒 RNA。

3.心电图检查

心电图检查具有多样性和多变性特点，急性期心电图改变几乎可以出现所有类型的异常心电图，最常见的有 ST-T 改变、异位心律和房室传导阻滞。慢性心肌炎除上述心电图改变外，多数有房室扩大或肥厚心电图表现，部分有心包炎、心包积液的相应心电图表现。

4.超声心动图检查

超声心动图改变在轻重病例间差异很大，轻者可完全正常，而重者则有明显的形态和功能上的异常改变。主要表现为心肌收缩功能异常，心室充盈异常，区域性室壁运动异常，心脏扩大，以左心室扩大常见，多数属轻度扩大。对于此类心脏扩大，超声心动图检查较 X 线检查更为敏感。病毒性心肌炎心脏扩大经治疗后，多数逐渐恢复正常。因此，进行动态的超声心动随诊观察对病毒性心肌炎病程变化的了解具有一定价值。

5.心内膜心肌活体组织检查

这是一种有创性的检查方法。由于心肌炎的灶性分布造成误差及形态学诊断依据的长期不统一，其可靠性约为 50%。目前用心内膜心肌活体组织检查标本检测病毒 RNA 已视为一种重要手段，但由于设备、技术、社会传统等因素的影响，心内膜心肌活体组织检查尚未广泛开展。活动性心肌炎的病理诊断主要依据 Dallas 诊断要点(表 5-4)。急性病毒性心肌炎存活者,组织学上可表现为痊愈或演进成特发性扩张性心肌病的病理特征。虽然心内膜活体组织检查资料并不一定会改变治疗方案,但可以明确诊断,提供详细的预后信息。

表 5-4　心肌炎的 Dallas 诊断要点

	病理改变
首次活体组织检查	
活动性心肌炎	炎症细胞浸润伴或不伴邻近的心肌细胞坏死和/或退行性变,无冠状动脉病变引起的典型缺血性损伤
可疑心肌炎	炎症细胞浸润数量过少,无肯定性心肌损伤(无诊断价值,须重复活体组织检查)
无心肌炎	正常
随访活体组织检查	
心肌炎进行中	与前次相比,炎症细胞浸润未减轻,甚至加重,伴和不伴纤维化
心肌炎恢复中	与前次相比,炎症细胞浸润未减轻,但离心肌纤维略远,细胞壁皱褶消失,恢复平滑外形,胶原组织轻度增生
心肌炎已恢复	与前次相比,炎症细胞浸润消失

(三)分期

根据病情变化和病程长短,病毒性心肌炎可分为以下 4 期。

1.急性期

新近发病,临床症状明显而多变,病程多在 6 个月以内。

2.恢复期

临床症状和心电图改变等逐渐好转,但尚未痊愈,病程一般在 6 个月以上。

3.慢性期

部分患者临床症状及心电图、X 线、酶学等检查呈病情反复或迁延不愈,实验室检查有病情活动的表现者,病程多在 1 年以上。

4.后遗症期

患心肌炎时间久,临床已无明显症状,但遗留较稳定的心电图异常,如室性期前收缩、房室或束支传导阻滞、交界区心律等。

(四)鉴别诊断

1.风湿性心肌炎

风湿性心肌炎多见于 5 岁以后学龄前和学龄期儿童,有前驱感染史。除心肌损害外,病变常累及心包和心内膜,临床有发热、大关节肿痛、环形红斑和皮下小结节。体检心脏增大、窦性心动过速，心尖二尖瓣区可听到收缩期反流性杂音，偶可听到心包摩擦音。抗链球菌溶血素"O"(antistreptolysin O，ASO)增高，咽拭子培养 A 族链球菌生长，红细胞沉降率增快，心电图可出现一度房室传导阻滞，可资鉴别。

2.β受体功能亢进症

β受体功能亢进症系 β-肾上腺素能受体的反应性增高所引起的交感神经活动亢进的一系列临床表现及心电图非特异性 ST-T 改变，多见于 6～14 岁学龄女童。疾病的发作和加重常与情绪变化(如生气)和精神紧张(如考试前)有关，症状多样性，但都类似于交感神经兴奋性增高的表现。体检心音增强，心电图有 T 波低平倒置和 ST 段改变，普萘洛尔试验阳性。

3.先天性房室传导阻滞

先天性房室传导阻滞患儿病史中可有晕厥和阿-斯综合征发作，但多数患儿耐受性好，一般无胸闷、心悸、面色苍白等。心电图提示三度房室传导阻滞，QRS 波窄，房室传导阻滞无动态变化。出生史及既往史有助于诊断。

4.自身免疫性疾病

自身免疫性疾病多见全身性幼年型类风湿关节炎和系统性红斑狼疮。全身性幼年型类风湿关节炎主要临床特点为发热、关节疼痛、淋巴结肿大、肝大、脾大、充血性皮疹、红细胞沉降率增快、C 反应蛋白增高、白细胞增多、贫血及相关脏器的损害，累及心脏时可有心肌酶谱升高，心电图异常。对抗生素治疗无效而对激素和阿司匹林等药物治疗有效。系统性红斑狼疮多见于学龄女童，可有发热，皮疹，血白细胞、红细胞和血小板计数减低，血中可查找到狼疮细胞，抗核抗体阳性。

5.川崎病

川崎病多见于 2～5 岁幼儿，可出现发热、眼球结膜充血、口腔黏膜弥散性充血、口唇皲裂、杨梅舌、浅表淋巴结肿大及四肢末端硬性水肿等，超声心动图检查冠状动脉多有病变。需要注意的是，重症川崎病并发冠状动脉损害严重时，可出现冠状动脉栓塞、心肌缺血，心电图可出现异常 Q 波，此时应根据临床病情和超声心动图进行鉴别诊断。

6.非病毒性心肌炎

非病毒性心肌炎包括细菌、真菌、立克次体、螺旋体、支原体、弓形体等引起的心肌炎，以及各种病原体毒素导致的心肌炎，即所谓中毒性心肌炎。这些病原体致病，除心肌炎外，几乎均可见有其本身的特殊临床表现如大叶性肺炎、支原体肺炎、白喉、伤寒等，一般容易鉴别。

四、辨证论治

(一)急性期

1.风热犯肺,热扰心神

(1)临床表现:胸闷,心悸,心前区隐痛,身热,或微恶风寒,咽干痛,肌肉酸痛,恶风、头痛、鼻塞流涕或咳嗽,舌尖红,苔薄白或薄黄,脉浮数或结代。

(2)治法:疏风解表,清热解毒,通络宁心。

(3)代表方:银翘散加减。

(4)方解:金银花、连翘为君药,清凉宣透、清热解毒;薄荷辛凉甘寒,加强疏散风热之力;另用牛蒡子、甘草解毒利咽、宣肺止咳;竹叶轻清凉散上焦风热;黄连清热泻火解毒;玉竹养心阴、清心热;板蓝根清热解毒利咽;丹参清热凉血、除烦安神;甘草另可调和诸药。

(5)加减:若热壅心脉,气血不畅,胸部刺痛,脉结代者,加赤芍、苦参;若热毒耗气伤阴,症见乏力、心烦、口干、心悸者,加沙参、玄参、生地黄;肌肉酸痛明显者,加羌活。

2.邪毒舍心,气阴两虚

(1)临床表现:热病之后,口干唇燥、口渴欲饮,胸闷,心悸乏力、气短,恶心纳呆,舌质光红,脉细或结代。

(2)治法:清热解毒,益气养阴。

(3)代表方:清心莲子饮合生脉散加减。

(4)方解:太子参补气养阴;黄芪补气健脾生血、护卫固表;麦冬养阴润燥、清心除烦;五味子益气生津止渴、宁心除烦安神;莲子肉养心安神、交通心肾;黄芩清热泻火解毒;地骨皮凉血除蒸、生津止渴;茯苓益心脾、宁心安神;炙甘草益气养阴,另可调和诸药。

(5)加减:若湿热侵犯,症见发热、腹泻腹痛、脉滑数或促可加用葛根芩连汤,以清热利湿,解毒透邪,宁心安神。

3.阳虚气脱

(1)临床表现:起病急骤,心悸喘促,倚息不得卧,自汗不止,手足厥冷,口唇青紫,烦躁不安,舌质淡,苔白,脉微欲绝。

(2)治法:回阳救逆,益气固脱。

(3)代表方:参附龙牡汤加减。此型为重症,可及时加用西药急救。

(4)方解:人参补益元气、复脉固脱;熟附子回阳救逆、补火助阳;龙骨、牡蛎收敛阳气固脱;茯苓益心脾、宁心安神;甘草补益心气、益气复脉、调和诸药。

(5)加减:气虚者,加黄芪;肾虚者,加补骨脂、山茱萸、山药、桑螵蛸。

(二)恢复期或慢性期

1.气阴两虚,虚火扰心

(1)临床表现:心悸,气短,胸闷,动则汗出,神疲乏力,反复感冒,舌质红,舌尖有红点,苔薄白或无苔,脉沉细数或结代。

(2)治法:益气养阴,宁心安神。

(3)代表方:生脉散加减。

(4)方解:太子参益气养阴;麦冬养阴润燥、清心除烦;五味子益气生津、宁心除烦安神;莲子心养心清心;当归补血养心;生百合养阴清心、宁心安神;茯苓益心脾、宁心安神;苦参清心经之热;丹参清热凉血、养血除烦安神;生龙骨镇静安神;甘草补益心气、调和诸药。

(5)加减:阴虚火旺者,加黄连、生地黄;腹胀、便秘者,加枳壳、大黄;伴慢性咽炎,咽中不适者,选加玄参、板蓝根、牛蒡子、连翘等。

2.心脾亏虚,心神不宁

(1)临床表现:心悸怔忡,偶或心前区疼痛,唇甲发绀,乏力,头晕,自汗气短,面色苍白或萎黄,舌质淡或紫黯或有瘀斑、瘀点,苔薄,脉细涩或结代。

(2)治法:益气养血,佐以活血通络。

(3)代表方:炙甘草汤合丹参饮加减。

(4)方解:炙甘草甘温益气、和中缓急、通经利血为君;生地黄、阿胶滋阴养血、舒筋凉血;麦冬养阴润燥、清心除烦;当归补血养心;苦参去心经之火;桂枝温阳通脉、调营卫;丹参养血活血、化瘀止痛;茯苓益心脾、宁心安神;檀香、砂仁理气活血、宽中止痛;山楂通行气血、化瘀止痛。

(5)加减:兼阳虚者,加淫羊藿,重用桂枝;兼食滞者,加焦三仙、枳壳。

3.心气亏虚,心脉瘀阻

(1)临床表现:面色黯滞,口唇发青,胸中刺痛,心悸怔忡,乏力盗汗,胸闷气短,舌质黯或有瘀斑苔薄,脉涩或弦细或结代。

(2)治法:益气活血,化瘀通脉。

(3)代表方:保元养心汤合血府逐瘀汤加减。

(4)方解:黄芪补气健脾生血、益卫固表;党参补脾益肺、养血;当归补血养心;茯苓补益心脾、宁心安神;丹参养血活血、化瘀止痛;山楂通行气血、活血化瘀止痛;赤芍、川芎补养阴血、活血祛瘀;枳壳通畅气机、助血行以止痛。

(5)加减:兼阴虚血涩者,加麦冬、玄参;兼阳虚血凝者,加制附子、桂枝、淫羊藿;兼气滞血瘀者,加香附、郁金、乌药;脉结代者,酌加苦参。

4.痰浊壅盛,心血瘀阻

(1)临床表现:胸闷胸痛,心悸,头晕,脘痞纳呆,舌体胖,质淡黯,苔白腻,脉濡或结代。

(2)治法:化痰宽胸,活血通脉。

(3)代表方:温胆汤合丹参饮、桃红四物汤加减。

(4)方解:半夏性味辛温、燥湿化痰、和胃止呕;陈皮理气行滞、燥湿化痰;川厚朴燥湿消痰、下气除满;茯苓健脾渗湿;枳实降气导滞、消痰除痞;竹茹清热化痰、除烦止呕;苍术健脾燥湿;檀香、砂仁理气活血、宽中止痛;炒白术健脾益气、燥湿化痰;丹参养血活血、化瘀止痛;川芎为血中气药、活血行气;桃仁、红花活血化瘀。

(5)加减:咳嗽痰多,胸闷气短者,加炒杏仁、紫菀、款冬花;腹胀便溏食欲缺乏者,加黄芪、炒山药、焦三仙;舌苔黄,心烦,内有热者,加黄连,即黄连温胆汤;乏力,气短,脉沉细,舌质淡者,加黄芪、党参、生山药。

5.心气不足,阳气虚衰

(1)临床表现:心悸不安,胸闷气短,头晕,面色苍白,形寒肢冷,舌质淡白,脉沉而细或迟而不至或结代。

(2)治法:温补心阳,复脉安神。

(3)代表方:桂枝甘草龙骨牡蛎汤加减。

(4)方解:桂枝温经通脉、化气助阳;龙骨、牡蛎补阴潜阳、镇惊安神;茯苓益心脾、宁心安神;郁金活血行气止痛;焦山楂行气运脾;人参大补元气、补益心气、补脾益肺、安神益智;炙甘草益气复脉、调和诸药、助桂枝辛甘化阳。

(5)加减:气虚甚者,炙甘草加至 30 g,加黄芪;兼血瘀者,加丹参、檀香、砂仁、延胡索;胸闷痰多者,加瓜蒌、半夏。

五、其他治法

(一)穴位贴敷

(1)选穴膻中、双心俞、阿是穴以红花、三七、地龙、冰片等研末制成贴剂,做穴位外敷。适用于病毒性心肌炎心胸疼痛者。兼心悸不寐者,加内关;兼胃脘痛者,加中脘或足三里;兼头晕者,加三阴交;兼乏力者,加气海。

（2）选穴膻中、心俞、心前区或背部阿是穴以桂枝、葛根、苦参、三七、冰片、甘松、丹参制成软膏,做穴位外敷。适用于一般心律失常。

（二）耳穴疗法

（1）选穴心穴、冠状动脉穴（耳轮脚末端和对耳屏外缘）、毛细血管穴（耳甲艇和耳甲腔交界处,呈人字形,分别斜向两腔的内上方和内下方）、前列腺穴,用王不留行籽进行耳穴压丸治疗,每3～4天更换1次,10次为1个疗程。适用于治疗各种期前收缩。

（2）选穴房室结穴（耳舟下方内侧和耳轮内侧相当于耳轮下脚水平处）、肾上腺穴、迷走穴（对耳轮下脚内侧下方和耳背根部中央部位）,用王不留行籽进行耳穴压丸治疗,每3～4天更换1次,10次为1个疗程。适用于治疗房室传导阻滞。

（3）选穴心穴、小肠穴、颈动脉窦穴（耳垂第三区内下方和耳屏上缘内侧）、迷走穴,用王不留行籽进行耳穴压丸治疗,每3～4天更换1次,10次为1个疗程。适用于治疗阵发性心动过速。

（三）推拿

用两手中指腹,按压迎香穴15秒,最后顺、逆时针方向各按摩16次。

（四）气功

根据病情选练不同的功法,体弱者,宜练养功、放松功等静功,亦可配合保健功,洗髓金经。后期可练太极拳、鹤翔桩等,但应避免体力活动过度,以免增加心脏负担。气功具有调和阴阳、促进疾病恢复、增强抵御病邪的作用。

（五）体针

邪毒犯心高热者,取穴曲池;咽痛者,取穴少商、合谷,以上采用泻法;心悸脉促者,取穴内关、神门、厥阴俞、心俞、三阴交;期前收缩者,取穴阴郄;心动过缓者,取穴通里、素髎、列缺;心动过速者,取穴手三里、下侠白;心绞痛者,取穴神门、内关、膻中;高血压者,取穴曲池、风池、太溪;慢性心力衰竭水肿者,取穴肾俞、三焦俞、阳陵泉透阴陵泉、三阴交、复溜,针用补法。

（六）食疗

赤小豆、莲子、桂圆肉、小米适量煮粥食,适于心悸、胸闷、乏力者。橄榄（劈）、鲜萝卜半个（切碎）煮水代茶饮,或芥菜、马齿苋或做小菜食用,宜用咽痛易感冒者。柏子仁炖猪心、莲子羹,或猪心加党参、红枣炖熟食用,适于恢复期患者食用。

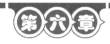

其他系统疾病对心血管的影响

第一节 肺源性心脏病

一、概述

肺源性心脏病是指肺组织或肺动脉及其分支的病变,引起肺循环阻力增加,因而发生肺动脉高压,导致右心室增大伴有或不伴有充血性心力衰竭的一组疾病。按照病程的缓急,可分为急性、慢性两类。其中慢性肺源性心脏病简称"肺源性心脏病",是指由肺组织、胸廓或肺动脉系统病变引起的肺动脉高压,伴或不伴有右心衰竭的一类心脏疾病。

肺源性心脏病属于中医的"肺胀"范畴,大多由于肺系疾病迁延失治、痰瘀稽留,加之正虚卫外不固、外邪反复侵袭发作而成。西医多以对症治疗为主,长期疗效较差,患者常因呼吸衰竭合并心力衰竭,最终导致病情加重而死亡;中医有较好的疗效,尤其是对缓解期的干预。中西医结合、防治并重有助于减少发病,延缓病情进展,提高患者的生存质量,减轻家庭、社会的经济负担等。

二、病因病机

(一)中医病因

1.先天禀赋不足

精气亏虚,正气不足,腠理不密,卫外不固,一则使风寒湿等外邪易乘虚入侵,二则气虚不足御邪,外邪由表入里,留而不去,内舍于心,久则发为本病。

2.元阳羸弱

后天调养适宜与否也是影响机体正气强弱的主要因素。若生活无规律、缺乏身体锻炼、饮食不节及偏嗜、营养失调,以及屡染他病或久病不愈者,均能使机体正气虚弱,抗邪无力而发病。

3.致病因素

风、寒、湿邪是本病的致病主因。"风、寒、湿三气杂至,合而为痹也"。寒为阴邪,最易损伤阳气,可使气血凝滞,经脉拘挛;湿属阴邪,其性黏滞,阻滞气机,易伤阳气;风善行数变,为六淫之首,多挟他邪,在人体卫阳不固、气血不足时乘虚侵袭。心阳不振,阳虚生寒,出现心悸咳喘等证候。

4.诱发因素

邪毒侵入心体之后,劳倦耗气、七情伤气、食滞伤脾、屡染外邪等因素均可诱发本病,或使病情加重,或致迁延不愈。

5.饮食不节

老年之人,脾胃较弱,或饮食不节,恣食生冷,肥甘厚味,或嗜酒好烟,缺乏运动,导致脾失健运、痰浊内生,"脾为生痰之源,肺为储痰之器",痰浊之邪,上干于肺,壅阻肺气,升降不利,气逆而为喘为胀。

6.宿痰劳欲

老年患者,宿患咳逆,痰涎壅盛,阻塞气道,多为喘促;或久病肺虚,由肺及肾,精气内夺,肾之真元伤损,根本不固,不能纳气,气失摄纳,逆气上奔为喘;久病及阳,心肾阳虚,阳虚水泛而为喘为肿。

(二)中医病机

病变首先在肺,继则影响脾、肾,后期病及于心。因肺主气,开窍于鼻,外合皮毛,职司卫外,为人身之藩篱,故外邪从口鼻、皮毛入侵,每多首先犯肺,以致肺之宣降功能不利,气逆于上而为咳,升降失常则为喘。久则肺虚,肺之主气功能失常,影响呼吸出入,肺气壅滞,还于肺间,导致肺气胀满,不能敛降。若肺病及脾,子盗母气,脾失健运,则可导致肺脾两虚。肺为气之主,肾为气之根,若久病肺虚及肾,金不生水,致肾气衰惫,肺不主气,肾不纳气,则气喘日益加重,呼吸短促难续,吸气尤为困难,动则更甚。心脉上通于肺,肺气辅佐心脏治理,调节心血的运行,心阳根于命门真火,故肺虚治节失职,或肾虚命门火衰,均可病及于心,使心气、心阳衰竭,甚则可以出现喘脱等危候。

病理因素主要为痰浊、水饮与血瘀互为影响,兼见同病。如痰从寒化则成饮;饮溢肌表则为水;痰浊久留,肺气郁滞,心脉失畅则血郁为瘀;瘀阻血脉,"血不利则为水"。但一般早期以痰浊为主,渐而痰瘀并见,终至痰浊、血瘀、水饮错杂为患。病程中由于肺虚卫外不固,尤易感受外邪而使病情诱发或加重。若复感风寒,则可成为外寒内饮之证。感受风热或痰郁化热,可表现为痰热证。

病理性质多属标实本虚,但有偏实、偏虚的不同,且多以标实为急。外感诱发时则偏于邪实,平时偏于本虚。早期由肺而及脾、肾,多属气虚、气阴两虚;晚期以肺、肾、心为主,气虚及阳,或阴阳两虚,但纯属阴虚者罕见。正虚与邪实每多互为因果。如阳虚卫外不固,易感外邪,痰饮难蠲;阴虚则外邪、痰浊易从热化,故虚实诸候常夹杂出现,每致愈发愈频,甚则持续不已。

本病多属积渐而成,病程缠绵,经常反复发作,难期根治。尤其是老年患者,发病后若不及时控制,极易发生变端。

三、诊断与鉴别诊断

(一)临床表现

1.肺、心功能代偿期

此期主要是慢性阻塞性肺疾病的表现。慢性咳嗽、咳痰、气急,活动后心悸、呼吸困难、乏力和劳动耐力下降。体检可有明显肺气肿征,听诊呼吸音减弱,偶有干、湿性啰音,下肢轻微水肿,下午明显,次晨消失。心浊音界常因肺气肿而不易叩出。心音遥远,但肺动脉瓣区可有第二心音亢进,提示有肺动脉高压。三尖瓣区出现收缩期杂音或剑突下示心脏搏动,多提示有右心肥厚、扩大。部分病例因肺气肿使胸膜腔内压升高,阻碍腔静脉回流,可见颈静脉充盈。又因膈肌下降,使肝上界及下界明显地下移。

2.肺、心功能失代偿期

本期临床主要表现以呼吸衰竭为主,有或无心力衰竭。

(1)呼吸衰竭:症状可见呼吸困难加重,夜间为甚,常有头痛、失眠、食欲下降,但白天嗜睡,甚至出现表情淡漠、神志恍惚、谵妄等肺性脑病的表现。体征可见明显发绀,球结膜充血、水肿,严重时可有视网膜血管扩张、视盘水肿等颅内压升高的表现。腱反射减弱或消失,出现病理反射。因高碳酸血症可出现周围血管扩张的表现,如皮肤潮红、多汗等。

(2)右心衰竭:症状可见气促更明显,心悸、食欲缺乏、腹胀、恶心等。体征可见发绀更明显,颈静脉怒张,心率增快,可出现心律失常,剑突下可闻及收缩期杂音,甚至出现舒张期杂音。肝大且有压痛,肝颈静脉回流征阳性,下肢水肿,重者可有腹水。少数患者可出现肺水肿及全心衰竭的体征。

(二)辅助检查

1.X线检查

X线检查具有以下任一条均可诊断。

(1)右下肺动脉干扩张,其横径≥15 mm 或右下肺动脉横径与气管横径比值≥1.07,或动态观察右下肺动脉干增宽>2 mm。

(2)肺动脉段明显突出或其高度>3 mm。

(3)中心肺动脉扩张和外周分支纤细,形成"残根"征。

(4)圆锥部显著凸出(右前斜位 45°)或其高度>7 mm。

(5)右心室增大。

2.心电图检查

心电图检查具有以下任一条均可诊断。

(1)额面平均电轴>+90°。

(2)V_1 导联 R/S>1。

(3)重度顺钟向转位(V_5 导联 R/S>1)。

(4)RV_1+SV_5>1.05 mV。

(5)aVR 导联 R/S 或 R/Q≥1。

(6)V_1~V_3 呈 QS、Qr 或 qr(酷似心肌梗死,应注意鉴别)。

(7)肺型 P 波:①P 电压≥0.22 mV。②电压≥0.2 mV 呈尖峰型,结合 P 电轴>+80°。③当低电压时 P 电压>1/2R,呈尖峰型,结合电轴>+80°。

3.超声心动图检查

超声心动图检查具有以下任一条均可诊断。

(1)右心室流出道内径≥30 mm。

(2)右心室内径≥20 mm。

(3)右心室前壁厚度≥5 mm 或前壁搏动幅度增强。

(4)左、右心室内径比值<2。

(5)右肺动脉内径>18 mm 或肺动脉干>20 mm。

(6)右心室流出道/左心房内径≤1.4。

(7)肺动脉瓣曲线出现肺动脉高压征象者(α 波低平或≤2 mm,或有收缩中期关闭征等)。

4.血气分析

慢性肺源性心脏病肺功能失代偿期可出现低氧血症甚至呼吸衰竭或合并高碳酸血症。

5.血液化验

红细胞计数及血红蛋白浓度可升高。全血黏度及血浆黏度可增加,红细胞电泳时间常延长;合并感染时白细胞计数升高,中性粒细胞比例增加。部分患者血清学检查可有肾功能或肝功能异常,以及电解质如血清钾、钠、氯、钙、镁、磷异常;合并感染时相关炎性指标亦会上升。

6.其他

慢性肺源性心脏病合并感染时痰病原学检查可以指导抗生素的选用。早期或缓解期慢性肺源性心脏病可行肺功能检查评价。

(三)鉴别诊断

1.冠心病

冠心病有典型的心绞痛、心肌梗死病史或心电图表现,若有左心衰竭、原发性高血压、高脂血症、糖尿病等病史,则更有助鉴别。体检、X线、心电图、超声心动图检查呈左心室肥厚为主的征象,可资鉴别。慢性肺源性心脏病合并冠心病时鉴别有较多困难,应详细询问病史,并结合体格检查和有关心、肺功能检查加以鉴别。

2.风湿性心脏病

风湿性心脏病的三尖瓣疾病,应与慢性肺源性心脏病的相对三尖瓣关闭不全相鉴别。前者往往有风湿性关节炎和心肌炎病史,其他瓣膜如二尖瓣、主动脉瓣常有病变,X线、心电图、超声心动图检查有特殊表现。

3.原发性心肌病等其他疾病

原发性心肌病多为全心增大,无慢性呼吸道疾病史,无肺动脉高压的X线表现等;缩窄性心包炎有颈静脉怒张、肝大、水肿、腹水及心电图低电压等。

四、辨证论治

此处辨证分型参考中华中医药学会肺系病专业委员会制定的《慢性肺源性心脏病中医诊疗指南(2014版)》。本病的证候大致为实证类(寒饮停肺证、痰热壅肺证、痰湿阻肺证、阳虚水泛证、痰蒙神窍证)、虚证类(心肺气虚证、肺肾气虚证、肺肾气阴两虚证)、兼证类(血瘀证)三证类九证候。临床常见证候中各证候可单独存在也常兼见,如心肺气虚兼痰湿阻肺、肺肾气阴两虚兼痰热壅肺证等。急性加重期以实证为主常兼见虚证,缓解期以虚证为主常多兼见血瘀、痰湿,临床诊断时应予以注意。

遵"急则治其标""缓则治其本"原则,急则以清热、涤痰、活血、化饮利水、宣肺降气、开窍立法而兼固正气;缓则以补肺、养心、益肾为主,并根据气虚、阳虚之偏而分别益气、温阳,兼祛痰活血。

（一）实证类

1.寒饮停肺

（1）临床表现：喘满不得卧，咳嗽，痰多、色白、质清稀或呈泡沫状，气短，恶寒，遇寒发作或加重，周身酸痛，发热，舌质淡，苔白，舌体胖大，脉弦、紧。

（2）治法：疏风散寒，温肺化饮。

（3）代表方：小青龙汤加减。

（4）方解：方中麻黄、桂枝相须为君，发汗散寒以解表邪，且麻黄又能宣发肺气而平喘咳，桂枝化气行水以利化里饮。干姜、细辛为臣，温肺化饮，兼助麻黄、桂枝解表祛邪。素有痰饮，脾肺本虚，若纯用辛温发散，恐耗伤肺气，故佐以五味子敛肺止咳、芍药和养营血，二药与辛散之品相配，一散一收，既可增强止咳平喘之功，又可制约诸药辛散温燥太过之弊；半夏燥湿化痰，和胃降逆，亦为佐药。炙甘草兼为佐使之药，既可益气和中，又能调和辛散酸收之品。

（5）加减：饮郁化热、烦躁口渴者，减桂枝、干姜，加黄芩 12 g、桑白皮 12 g；咳而上气、喉中如有水鸣声，加射干 9 g；喘息不得卧者，加白芥子 9 g、葶苈子（包煎）12 g；肢体痛者，加羌活 9 g、独活 9 g；头痛者，加白芷 9 g、葛根 9 g。

2.痰热壅肺

（1）临床表现：喘促，动则喘甚，咳嗽，痰黏稠，痰黄，胸闷，口渴，尿黄，大便秘结，发热，烦躁，发绀，不能平卧，纳呆，咯痰不爽，气短，舌质红，舌苔黄、腻、干燥，脉滑、数。

（2）治法：清热化痰，宣降肺气。

（3）代表方：清气化痰丸加减。

（4）方解：方中黄芩清泻肺中实火，为君药。陈皮、枳实理气降逆，调畅气机，为臣药。佐以浙贝母、桑白皮清热化痰；半夏、胆南星燥湿化痰；苦杏仁宣中有降，化痰止咳；桔梗宣肺，利咽，祛痰。

（5）加减：痰鸣喘息而不得平卧者，加厚朴 9 g、紫苏子 9 g、葶苈子（包煎）12 g；咯痰黄多者，加薏苡仁 12 g、败酱草 15 g、鱼腥草 18 g、冬瓜仁 12 g；痰多质黏稠、咯痰不爽者，减法半夏，加百合 12 g、百部 12 g、荸荠 30 g；胸闷痛明显者，加延胡索 9 g、枳壳 12 g。

3.痰湿阻肺

（1）临床表现：喘促，动则喘甚，咳嗽，痰黏稠，咯痰不爽，痰白，气短，胸闷，乏力，胃脘痞满，纳呆，食少，腹胀，便溏，舌苔白、腻或薄，脉滑或弦。

（2）治法：燥湿化痰，宣降肺气。

（3）代表方：半夏厚朴汤合三子养亲汤加减。

（4）方解：方中半夏辛温入肺胃，化痰散结，降逆和胃，为君药。厚朴苦辛性温，下气除满，助半夏散结降逆，为臣药。茯苓甘淡渗湿健脾，以助半夏化痰；生姜辛温散结，和胃止呕，且制半夏之毒为佐药。白芥子温肺化痰，利气散结；苏子降气化痰，止咳平喘；莱菔子消食导滞，下气祛痰。

（5）加减：脘腹胀闷，加木香9 g、陈皮12 g；口黏、纳呆者，加豆蔻9 g、炒白术12 g；大便秘结者，加焦槟榔12 g、枳实9 g；尿少水肿者，加车前子（包煎）12 g、防己12 g、大腹皮12 g；外感风热者，减薤白，加金银花12 g、连翘12 g、僵蚕9 g；外感风寒者，加麻黄6 g、荆芥9 g、防风9 g。

4.阳虚水泛

（1）临床表现：咳嗽，痰少，色白，喘促，气短，心悸，肢体水肿，肢冷，畏寒，胸闷，不能平卧，神疲，乏力，发绀，纳呆，尿少，舌苔白滑，脉沉、滑、弦。

（2）治法：温补心肾，化饮利水。

（3）代表方：真武汤合五苓散加减。

（4）方解：方中以附子为君药，本品辛甘性热，用之温肾助阳，以化气行水，兼暖脾土，以温运水湿。臣以茯苓利水渗湿，使水邪从小便去；白术健脾燥湿。佐以生姜之温散，既助附子温阳散寒，又合茯苓、白术宣散水湿。白芍亦为佐药。泽泻以其甘淡，直达肾与膀胱，利水渗湿。茯苓配猪苓淡渗，增强利水渗湿之力。

（5）加减：畏寒肢冷甚者，去生姜，加干姜9 g；血瘀而发绀明显者，加川芎9 g、泽兰12 g、益母草12 g；水肿、心悸、喘满，倚息不得卧，咳吐白色泡沫者，加椒目6 g、葶苈子（包煎）12 g、牵牛子6 g；脘腹胀满者，加大腹皮12 g、焦槟榔15 g、枳壳12 g；恶心呕吐者，加姜半夏9 g、黄连6 g、竹茹3 g。

5.痰蒙神窍

（1）临床表现：喉中痰鸣，痰黏稠，喘促，动则喘甚，头痛，烦躁，恍惚，嗜睡，谵妄，昏迷，瘈疭甚则抽搐，舌苔白腻或黄腻，脉滑、数。

（2）治法：豁痰开窍醒神。

（3）代表方：涤痰汤加减。

（4）方解：人参补心益脾；陈皮、半夏利气燥湿而祛痰；石菖蒲、远志开窍通心；枳实破痰利膈；天竺黄清热豁痰，凉心定惊。

（5）加减：舌苔白腻、脉滑为痰湿者，法半夏易为姜半夏，减天竺黄，加白芥子9 g、莱菔子9 g，或配用苏合香丸；痰热内盛，身热，谵语，舌红绛、苔黄者，减川芎、细辛，加水牛角（先煎）50 g、胆南星6 g、连翘12 g、黄连6 g、炒栀子9 g，或选用安宫牛黄丸、至宝丹等。

(二)虚证类

1.心肺气虚

(1)临床表现:喘促,动则喘甚,胸闷,气短,心悸,怔忡,乏力,动则加重,神疲,自汗,咳嗽,易感冒,舌质淡,舌苔白,脉结、代。

(2)治法:补益心肺。

(3)代表方:养心汤加减。

(4)方解:方中黄芪、人参为君,补脾益气;臣以茯苓养心安神;佐以麦冬、远志、五味子补心安神定悸;肉桂引火归原,并可鼓舞气血而增温养之效;甘草调和诸药,且与参芪为伍,以增强益气之功为佐。

(5)加减:咳嗽痰多、舌苔白腻者,加法半夏9 g、厚朴9 g、苦杏仁9 g;动则喘甚者,加蛤蚧粉(冲服)3 g;面目虚浮、畏风寒者,加淫羊藿9 g、泽泻12 g、车前子(包煎)15 g;心悸、怔忡、自汗者,加煅龙骨(先煎)15 g、煅牡蛎(先煎)15 g、浮小麦12 g;肢体水肿者,加车前子(包煎)12 g、泽泻12 g。

2.肺肾气虚

(1)临床表现:喘促,胸闷,气短,动则加重,咳嗽,痰白,面目水肿,头昏,耳鸣,神疲,乏力,易感冒,腰膝酸软,咳时遗尿,小便频数,夜尿增多,舌质淡,舌苔白腻,脉沉、弱、细。

(2)治法:补肾益肺,纳气平喘。

(3)代表方:人参补肺饮加减。

(4)方解:人参、黄芪补肺益气,五味子敛肺、滋肾,麦冬、天冬、百合养阴润肺,薏仁健脾祛湿,炙甘草益气和中。

(5)加减:咳嗽明显者,加白果9 g、百部12 g;咳喘痰多、舌苔白腻者,加姜半夏9 g、厚朴9 g、茯苓15 g、白术12 g;动则喘甚者,加蛤蚧粉(冲服)3 g;腰膝酸软者,加菟丝子12 g、鹿角胶(烊化)6 g;小便频数明显者,加益智仁12 g、莲子12 g、桑螵蛸9 g。

3.肺肾气阴两虚

(1)临床表现:喘促,气短,动则加重,不能平卧,气不得续,胸闷,咳嗽,少痰,咯痰不爽,自汗,盗汗,神疲,乏力,耳鸣,易感冒,手足心热,腰膝酸软,发绀,舌质红或淡,舌苔少或花剥,脉数、沉、细、弱。

(2)治法:补肺滋肾,纳气定喘。

(3)代表方:人参补肺汤合生脉散加减。

(4)方解:人参、黄芪补肺益气;熟地黄滋阴补肾、填精益髓;山茱萸补养肝肾涩精;牡丹皮清泄相火,并制山茱萸之温涩;麦冬配五味子以益气养阴;浙贝、百部止咳化痰;炙甘草补中益气。

(5)加减:痰黏难咯明显者,加百合15 g、玉竹12 g、沙参12 g;手足心热甚者,加知母9 g、黄柏9 g、鳖甲15 g;盗汗者,加煅牡蛎(先煎)20 g、糯稻根须15 g、地骨皮12 g;腰膝酸软者,加杜仲12 g、补骨脂9 g;头昏、耳鸣者,加阿胶(烊化)12 g、龟甲18 g。

(三)兼证类

血瘀证既是慢性肺源性心脏病的主要病机环节,也是常见兼证,常兼于其他证候中,如兼于痰湿阻肺证则为痰湿瘀肺证,兼于痰热壅肺证则为痰热瘀肺证,兼于肺肾气虚证则为肺肾气虚瘀证。临床表现为面色紫黯,唇甲青紫,舌下脉络迂曲、粗乱,舌质暗红、瘀斑、瘀点、紫黯,脉涩、结、代。治法为活血化瘀。常用方药为川芎9 g、赤芍12 g、桃仁9 g、红花9 g、莪术12 g等。

五、其他治法

(一)针灸

1.实证宜针

常用穴位有肺俞、脾俞、肾俞、太渊、章门。若兼有外感表证者可配列缺、合谷;喘甚可加定喘、膻中、丰隆、天突;心悸、脉细数,取太渊、大陵、神门。可根据情况选择3~4个穴位,平补平泻,每天针1次。有宣肺降痰平喘、通经活络之功效。

2.虚证宜灸

常用穴位有肺俞、璇玑、膻中、天突、气海、关元、膏肓、神阙、三阴交、肾俞、复溜、命门等,有补气扶阳、增强免疫功能的作用。

3.天灸

常用穴位有肺俞、大椎、风门、天突、膻中等穴。白芥子30 g、生甘遂15 g、细辛15 g、延胡索10 g、干姜10 g、丁香10 g,将上述药物共研细末,装瓶备用。患者取坐位,穴位局部常规消毒后,取药粉2 g,用鲜姜汁调和,做成直径1.5 cm、厚0.5 cm的圆饼贴于上述穴位上,用4 cm×4 cm大小胶布固定,成人贴4~6小时后取下即可,小孩贴2~3小时后取下。治疗时间为三伏天,常用于缓解期。

(二)穴位埋线

选取定喘、大椎、肺俞、厥阴俞、中府、尺泽等穴,埋植羊肠线。每 20～30 天 1 次,连续数次。

(三)膏药外涂

天雄、川乌、川附子、桂心、官桂、桂枝、细辛、川椒、干姜各等份,麻油熬,加黄丹收膏,摊贴肺俞穴,3 天一换。

白芥子、延胡索各 30 g,甘遂、细辛各 15 g,入麝香 1.5 g,研末杵匀,姜汁调涂肺俞、膏肓、百劳等穴,10 天一换,最好于夏日三伏天涂治。

(四)穴位贴敷

1.神阙穴贴敷

(1)一捻金散,蜜调,取适量置专用脐贴上,敷于神阙穴,可用于痰热较盛之咳嗽、气喘者,每天 1 次,每次敷 12～24 小时。

(2)当归大黄膏,蜜调,取适量置专用脐贴上,敷于神阙穴,可用于辅助治疗喘咳、大便秘结者,每天 1 次,每次 12～24 小时。

2.伏天贴敷

白芥子、细辛、延胡索、甘遂共为末,取适量调敷肺俞、膏肓、百劳等穴位,分别在一伏、二伏、三伏贴敷,每次贴敷要 4～6 小时,以祛散伏痰、止咳、平喘预防复发加重。

(五)中药足浴

寒饮射肺证选桂枝、干姜、清半夏、甘草等。痰热壅肺证选陈皮、半夏、桑白皮、鱼腥草等。气虚血瘀证选党参、黄芪、丹参、红花等。阳虚水泛证选制附子、丹参、泽兰、桂枝、椒目等。上药水煎,共取药液约 400 mL,加热水 2 000 mL 倒入桶内,调节水温以不烫为度,将双足浸入桶内,每次浴足 30 分钟,每天 1 次,10～15 天为 1 个疗程。

(六)中药雾化吸入

寒性咳喘用麻黄、桂枝、杏仁、甘草各 10 g,橘红 5 g;热性咳喘用麻黄 5 g、杏仁 10 g、黄芩 10 g、石膏 30 g、桑白皮 15 g、金银花 20 g。两方分别水煎,共 2 次,合 2 次煎液,浓缩过滤沉淀取汁 500 mL,装瓶,超声雾化口腔吸入,每次 40 分钟。

第二节　甲状腺功能亢进性心脏病

一、概述

甲状腺功能亢进性心脏病是指甲状腺功能亢进时过量的甲状腺激素直接作用于心血管系统,出现心脏肥大、心律失常、心力衰竭、心绞痛、心肌梗死等,严重可危及生命的疾病。甲状腺功能亢进性心脏病是在甲状腺功能亢进的基础上发生、发展的。

中医学通过瘿病、心悸、怔忡、郁证、胸痹来认识甲状腺功能亢进性心脏病,但根据其临床症状和临床体征,多倾向于瘿病。

二、病因病机

(一)中医病因

1.水土失宜

《杂病源流犀烛·瘿瘤》亦曰:"西北方依山聚涧之民,食溪谷之水,受冷毒之气,其间妇女,往往结囊如瘿"。

2.饮食失调

长期嗜食肥甘厚味、长期摄入高碘食物过多诱发甲状腺功能亢进,进而发展成甲状腺功能亢进性心脏病。

3.情志因素

长期忧郁、情志不畅,或突然受到强烈精神刺激,以致气痰瘀交阻于颈前,形成瘿肿。

4.体质因素

女子以肝为先天,若肝经气血失衡,女子则更易受情志影响而引起气机郁结,肝郁化火,导致机体免疫功能紊乱而发病。

(二)中医病机

甲状腺功能亢进性心脏病的病机可概括为情志不遂,肝郁气滞,气郁化火,火旺则耗气伤阴,而成阴虚火旺或气阴两虚之证。本病初起多实,以气滞或肝火为主,久病虚实夹杂,多为阴虚火旺、气阴两虚。无论初病、久病,均可兼夹痰浊、瘀血。病位在肝,旁及他脏,其中与心、肾、脾、胃关系密切。

三、诊断与鉴别诊断

(一)临床表现

1.症状

精神症状如烦躁易怒、紧张焦虑、敏感好动;消化系统症状食欲亢进、排便次数增加、体重下降等;肌肉骨骼系统症状如甲状腺功能亢进性肌病、肌无力、周期性瘫痪与肌萎缩等;心血管系统症状通常有心悸、喘促、胸闷、胸痛、心律失常、心脏扩大、心力衰竭、二尖瓣脱垂伴心脏病理性杂音等。同时伴有甲状腺肿大、突眼、手抖等表现。

如遇以下情况时,应考虑有甲状腺功能亢进性心脏病的可能:①无法解释的心动过速;②原因不明的阵发性或持久性的心房颤动,而心室率难以控制;③用洋地黄控制心力衰竭不理想。

2.体征

心尖冲动增强,第一心音亢进,心率增快,尤以睡眠时心率也不减慢为其特点,脉压增宽。心前区可闻及 2～3 级收缩期吹风样杂音,在肺动脉瓣区最明显。有时在胸骨左缘可听到来回性杂音,或在心尖区听到舒张期杂音。合并心力衰竭或心房颤动时,可有心脏增大、心房颤动。其他如房性期前收缩、房性心动过速、心房扑动等心律失常,亦偶可见到。

(二)辅助检查

1.甲状腺吸[131]I率检查

[131]I检查吸碘高峰前移、升高或曲线上升快。

2.甲状腺激素的测定

血清三碘甲腺原氨酸、甲状腺素、游离三碘甲腺原氨酸、游离甲状腺素等升高,促甲状腺激素下降。

3.胸部 X 线检查

左心室扩大或见心脏普遍扩大伴肺淤血。

4.心电图检查

窦性心动过速,且与甲状腺功能亢进严重性成正比。或见心房颤动,少数见缺血型 ST-T 改变甚至心肌梗死的表现。

5.超声心动图检查

心室扩大,肺动脉压力增高,室间隔壁或左心室壁增厚,心脏节段性运行障碍,心脏收缩功能减弱,瓣膜脱垂、关闭不全等。

(三)鉴别诊断

1.冠心病

对于甲状腺功能亢进患者合并心房颤动,心电图表现 ST 段下降,T 波倒置,很容易误诊为冠心病。甲状腺功能亢进性心脏病患者很少有典型心绞痛症状,体重一般不超重,且倾向于消瘦。用抗心律失常药物复律不持久,易复发。用抗甲状腺药治疗心房颤动减轻或消失。而冠心病有典型的发作性心绞痛,对洋地黄反应较好,体多肥胖,多有高血脂、高血压,脉压不增宽,严重者伴左心衰竭。

2.风湿性心脏病

风湿性心脏病多是心脏瓣膜出现结构或功能异常,瓣膜狭窄,使心腔压力负荷增加,瓣膜关闭不全,使心腔容量负荷增加。血流动力学的改变导致心房或是心室出现结构改变,最终出现心力衰竭、心律失常等临床表现。辅助检查很容易与甲状腺功能亢进性心脏病鉴别。

四、辨证论治

本病辨证应首分初、中、后 3 期,初期为肝失疏泄型;中期气郁可化火,气滞则可湿聚痰凝,血瘀可横犯脾胃;后期则出现气、血、阴、阳均损伤而成虚实夹杂之势。

病初、中期治疗时多宜疏肝理气、活血化痰、软坚散结、清热泻火;病至后期则扶正为主,宜滋水涵木、补气养血、温肾养心,辅之以清热除烦、潜阳安神、利水消肿、软坚散结等。

(一)气郁痰阻

1.临床表现

患者的临床症状主要是颈前喉结两旁肿块、质软不痛,颈部觉胀,胸闷、善太息、兼胸胁胀痛等症状,病情常随情绪波动,舌质红、苔薄白、脉弦。

2.治法

化痰消瘿,理气开郁。

3.代表方

四海舒郁丸加减。

4.方解

方中木香、陈皮理气化痰;海蛤粉、海带、海藻、昆布性味咸寒,咸能润下,泄热引水,故能清热化痰、软坚散结;海螵蛸能破血消瘿。合用共奏行气化痰、软坚消瘿之效。

5.加减

忿郁恼怒者,加柴胡、香附、郁金;肿块疼痛者,加三棱、莪术、延胡索;兼有胸闷、发憋,可加郁金、石菖蒲、瓜蒌、厚朴。

(二)肝火旺盛

1.临床表现

患者的临床症状主要是颈前肿块、面热心烦、易汗、消谷善饥、手指颤动、眼球突出、大便秘结、口苦苔黄等症状。

2.治法

清肝泻火,消肿散结。

3.代表方

栀子清肝汤加减。

4.方解

方中栀子、牡丹皮苦寒,泻火清热除烦,柴胡疏肝解郁,白芍、甘草柔肝敛阴,当归、川芎补血行气和营,茯苓健脾以助行气血,再加玄参、牛蒡子寒凉以泻上焦之火。

5.加减

出血量多者,加生地黄、藕节、茅根,去川芎、当归;便秘者,加大黄;阴液亏耗者,加麦冬、玄参、知母;肝火甚者,加龙胆草、黄芩。

(三)痰结血瘀

1.临床表现

患者的临床症状主要是胸闷、舌质黯淡、舌苔薄白、脉弦涩等症状。

2.治法

化痰散结,理气活血。

3.代表方

海藻玉壶汤加减。

4.方解

方中海藻、昆布、海带化痰软坚、消瘿散结;半夏、贝母化痰散结;陈皮、青皮疏肝理气;川芎、当归活血生血行气;独活通经活络;连翘清热解毒,散结消肿;配以甘草调和诸药,共奏化痰散结、理气活血之效。

5.加减

胸闷不适者加郁金、香附、枳壳。心悸易汗脉数者加熟地黄、酸枣仁、茯神、柏子仁。能食善饥者加生石膏、知母。消瘦乏力便溏者加白扁豆、怀山药、炒白术、党参、黄芪。

(四)阴虚火旺

1.临床表现

患者的临床症状主要是心悸、心烦少寐、月经量下降、头晕无力、苔薄、舌质黯淡、脉细弱等症状。

2.治法

滋阴疏肝,养心安神。

3.代表方

天王补心丹加减。

4.方解

方中生地黄甘寒,入心养血,入肾滋阴,壮水以制虚火;天冬、麦冬滋阴清热;枣仁、柏仁养心安神;当归补血润燥;玄参滋阴降火;茯苓、远志养心安神;人参补气安神益智;丹参活血化瘀;五味子味酸,敛心气,安心神;桔梗为舟楫,载药上行以入心经,共奏滋阴疏肝、养心安神之效。当手指颤动时,可用钩藤、天麻、石决明等镇肝息风药物。

5.加减

失眠重者,可酌加龙骨、磁石以重镇安神;心悸怔忡甚者,可酌加龙眼肉、夜交藤以增强养心安神之功。

五、其他治法

(一)针灸治疗

1.针刺法

(1)主配穴结合。①主穴选腺体穴。突眼者配丝竹空、攒竹、睛明、风池、四框;心悸配内关、神门;易饥消瘦及多汗者配三阴交、足三里。②主穴选郄门、神门、心俞、巨阙。心胆气虚配胆俞;心脾两虚配脾俞;心肾不交配肾俞、太溪;心脉痹阻配血海、内关。③方法:毫针刺,以1个主穴配合2~3个配穴,每天或隔天1次,补虚泻实手法,留针30分钟,10次为1个疗程。

(2)补泻法结合。取气瘿、内关、间使、足三里、三阴交等穴位。气瘿穴斜刺,内关、间使穴用泻法,足三里、三阴交穴用补法。每天或隔天1次,留针30分钟,10次为1个疗程。

(3)耳针法:选穴交感、神门、心、耳背心。毫针刺,每天1次,10次为1个疗程。或用揿针埋藏,或用王不留行籽贴压,3~5 天更换 1 次。

2.艾灸法

以大杼、风门、肺俞、风府、大椎、身柱、风池等穴为主,再根据病情辨证选用配穴。主配穴结合分为 2 组,每天交替使用 1 组,分别采用麦粒着肤灸(每穴 7 壮),火针(小号平头火针,点灸穴位 1~2 次),艾条直接灸(每穴 5~7 壮),也可配合温针法。

(二)运动疗法

1.散步

甲状腺功能亢进性心脏病患者因心率较快,并常伴有心脏期前收缩或心房颤动,故不宜做较剧烈的运动,但可做散步或慢步走运动。在心率控制在90 次/分以下时,每天坚持走 400 m、800 m、1 500 m,逐渐增加至 3 000 m,以运动后不觉心悸、乏力为度。

2.太极拳、八段锦、五禽戏

太极拳、八段锦、五禽戏可调节气息,调整心律,活动关节、筋骨,使气血调畅,精、气、神统一,达到神形俱练、却病康复的目的。可根据自己的兴趣,选择其中 1 种或 2 种进行晨练,每次练 30 分钟,每天 1 次。

第三节 糖尿病性心脏病

一、概述

糖尿病性心脏病指糖尿病患者所伴发或并发的心脏病,在糖及脂肪代谢紊乱的基础上所发生的心脏大血管、微血管及神经纤维的病变而导致心脏器质和功能改变的疾病,其中包括冠心病、糖尿病性心肌病、自主神经功能紊乱所致的心律失常及心功能障碍等。糖尿病性心脏病是糖尿病血管病变最常见并发症之一,其起病隐匿、进展快、发病率高、死亡率高等特点,给临床治疗带来挑战。

中医据其临床表现可归属中医"消渴""胸痹""心痛""惊悸""怔忡"等范畴,可称其为"消渴心病"。糖尿病性心脏病病位在心,涉及肺、脾、肝、肾。病性为本虚标实,虚实夹杂,以气血阴阳亏虚为本,以气滞、痰浊、血瘀、寒凝为标。

二、病因病机

(一)中医病因

糖尿病性心脏病为糖尿病迁延日久,累及心脏,因心气阴虚或心脾两虚,致痰浊、瘀血内阻心络,或素体心阴阳亏虚,或久病而致心肾阳虚。发病初期为心之气阴不足,心脾两虚,心脉失养,或脾虚痰浊闭阻,胸阳不振;渐至伤及肝、肾,血瘀阻塞心络,心之络脉绌急;病变晚期,心气衰微,水饮停聚,痰、瘀、水互结,络脉受阻,甚或阴损及阳,阴竭阳绝,阴阳离决。

(二)中医病机

内伤七情,心络郁滞;饮食不节,心脾亏损;阴虚燥热,心脉痹阻;寒邪侵袭,心络绌急;禀赋虚弱,营卫不调均是糖尿病性心脏病的中医病因病机。

糖尿病性心脏病多由消渴病进一步发展演变而成。《诸病源候论》中"消渴重,心中疼",揭示了胸痹发生与消渴病有密切联系。二者在病因病机上具有共性,病理基础、病理过程存在着重叠性,消渴病并发胸痹的发病率有增高趋势。多数学者认为糖尿病性心脏病病机为肺脾肾阴虚燥热,耗气伤阴,心体受损,心用失常,心脉瘀阻或心脾两虚,痰湿阻脉而成。瘀血、痰浊是消渴最常见的病理产物,同时又可以作为胸痹发病最直接的原因。因此,阴虚燥热是糖尿病性心脏病的基本病机,心脾两虚络虚不荣是其病机的关键,心络瘀阻贯穿了疾病过程的始终,痰湿阻络、瘀郁互结是相关致病因素。

三、诊断与鉴别诊断

(一)临床表现

除有一般冠心病和心肌病的表现外,常伴有心血管自主神经病变的表现。

1.症状

(1)静息时心动过速:糖尿病早期常累及迷走神经,而交感神经处于相对兴奋状态,故心率常有增快倾向。凡在休息状态下心率超过 90 次/分者应疑为自主神经功能紊乱。此种心率增快常较固定,不易受各种条件反射所影响,表现为活动时、深呼吸时心率差异不大,以及从卧位快速起立时心率的加速反射减弱。

(2)心绞痛:胸部有绞痛、紧缩、压迫或沉重感,由胸骨后放射到颈、上腹或左肩,持续时间 3~5 分钟,休息或含服硝酸甘油后 2~3 分钟缓解,但糖尿病患者心绞痛常不典型。

(3)无痛性心肌梗死:心肌梗死面积大,透壁心肌梗死多,因心脏自主神经病变,痛觉传入神经功能减弱,表现为无痛性心肌梗死,或仅有恶心、呕吐、疲乏、呼吸困难、不能平卧等不同程度的左心功能不全。糖尿病患者较非糖尿病患者急性心肌梗死者发生多、病情重、预后差,且易再次发生梗死,而复发心肌梗死者预后更差,易发生心搏骤停。

(4)直立性低血压:患者由卧位 5 秒内起立时,收缩压下降＞4.0 kPa(30 mmHg),舒张压下降＞2.7 kPa(20 mmHg),称为直立性低血压。其主要发病机制为血压调节反射弧中传出神经受损所致。直立性低血压多属糖尿病神经病变中晚期表现,当直立性低血压发作时患者感头晕、软弱、心悸、大汗、视力障碍等不适感。

(5)缺血性心肌病:长期心肌缺血所引起的心肌逐渐纤维化,表现为心脏增大、心力衰竭、心律失常。

(6)猝死:突发心脏骤停而死亡,多为心脏局部发生电生理紊乱或起搏传导功能发生障碍引起严重心律失常。

2.体征

心电图特异性改变,早期心尖区可闻及第四心音或第三心音奔马律。较重者可有心界向左下扩大,第一心音低钝,合并心力衰竭时有双肺底湿性啰音,可有各种心律失常。

(二)辅助检查

1.心电图检查

左心室各导联的波形呈 ST 段压低,T 波低平或倒置或双相。有急性心肌梗死 ST 段抬高、病理性 Q 波或无 Q 波、心动过速、心房纤颤、多源性室性期前收缩、房室传导阻滞等心律失常改变。

2.冠状动脉造影

多支冠状动脉狭窄病变是糖尿病合并冠心病的特点,管腔狭窄,直径缩小70%～75%以上会严重影响供血,直径缩小 50%～70%也有一定的临床意义。

3.超声心动图检查

超声心动图检查可评价左心室舒张功能。心脏普遍扩大,以左心室为主,并有舒张末期和收缩末期内径增大,室壁运动呈阶段性减弱、消失或僵硬,对心肌病变具有诊断价值。

4.心功能检查

收缩前期延长,左心室射血时间及左心室射血前时间与左心室射血时间比值增加。

(三)鉴别诊断

1.急性心肌梗死应激状态高血糖

急性心肌梗死时机体通过垂体-肾上腺系统,促使肾上腺皮质激素大量分泌及肾上腺髓质激素分泌增加,拮抗胰岛素,使血糖上升,糖耐量减低。但随着病情好转,3～6个月可恢复正常。

2.其他心肌缺血疾病

冠状动脉炎(风湿性动脉炎、血管闭塞性脉管炎)、栓塞、先天畸形、痉挛等。

3.心肌病

先天性心脏病、风湿性心脏病、肺源性心脏病、原发性心肌病等。

4.其他引起心前区疼痛的疾病

肋间神经痛、心脏神经症等。

以上各种疾病通过病史、血糖、糖化血红蛋白检查,可与糖尿病性心脏病进行鉴别。

四、辨证论治

本病的证候特点多为虚实相兼,虚指阴阳气血亏虚;实指痰浊、瘀血等阻滞心脉,火邪上扰,水湿侵凌。初期多为气阴两虚,进一步发展为阴阳两虚,瘀血、痰浊伴随疾病发展过程。结合现代心电图及理化检查分清病情的轻重缓急,急则救其危,缓则治其本。

糖尿病性心脏病的病理特点为本虚标实、虚实夹杂,本虚为心络气虚、阴虚、阳虚,标实为血瘀、水停、痰饮、气滞,病变涉及五脏。所以在治疗时就需要以心为重,兼顾其他脏腑,标本兼顾。

(一)气阴两虚

1.临床表现

心痛时作,心悸气短,胸闷憋气,疲乏无力,口干欲饮,大便偏干,舌质黯红或嫩红干裂、少苔或薄白苔,脉细数或细弦数。

2.治法

益气养阴,理气通脉。

3.代表方

生脉散加减。

4.方解

人参培补元气、荣络,兼调阴津为君;麦冬甘寒,养阴清热,润肺生津,两者合用,益气养阴;五味子辅君药以养阴活心为臣;丹参养心舒心、活血通络;三七活血止痛,引药入血为佐使;甘松理心气。诸药合用,共达益气养阴、理气通脉之功效。

5.加减

若兼有痰湿,舌苔白腻者,加瓜蒌、薤白、半夏;舌苔黄腻有痰热者,加瓜蒌、黄连、半夏;舌质红,少苔或无苔,加生地黄、玄参、玉竹。同时在心电图监护下加用西药如极化液、抗心律失常和血管扩张药等。

(二)心络郁滞

1.临床表现

心痛时作,胸中憋闷,善太息,遇情志刺激时加重,纳谷不佳,舌质淡红、苔薄白,脉弦。

2.治法

理气开郁,通络止痛。

3.代表方

旋覆花汤加减。

4.方解

旋覆花降气祛痰;薤白、降香通卫阳,流气畅络;川芎行营阴助血运;枳壳、郁金理胸气化痰开郁。

5.加减

兼喘者合三拗汤;咳痰不爽者加桔梗;口微渴者加黄芩;体虚者加党参。

(三)痰湿阻络

1.临床表现

心痛时作,心悸,气短,乏力,胸胁苦满,脘腹痞胀,二便不爽,纳谷不佳,舌质淡黯、苔白厚腻,脉沉细而滑或弦滑。

2.治法

祛痰通络,宣痹止痛。

3.代表方

祛痰通络方加减。

4.方解

瓜蒌开胸中痰结;薤白辛温,以通卫阳;薤白臭秽,用以通秽浊之气,同气相求。赤芍理营阴,石菖蒲化痰开窍缓解胸闷,半夏辛温、燥脾湿,干姜温中化饮、回阳通脉。

5.加减

若有口苦,目赤,苔黄,大便不畅者,加生大黄、枳壳、黄连、黄柏以清泄通腑;伴恶心呕吐者,加姜竹茹、淡子芩、干姜以降逆止呕;面色苍白,舌质淡见齿迹者,放生黄芪、怀山药以益气化瘀;若口渴,舌红,津少者,加生地黄、玄参、石斛、麦冬以养阴生津。

(四)心络瘀阻

1.临床表现

心痛如刺,痛引肩背,胸闷心悸,舌质紫黯,脉细涩或结代。

2.治法

辛香理气,化瘀通络。

3.代表方

利心通络汤。

4.方解

本方以人参益气通络,水蛭、赤芍、鸡血藤化瘀通络,川芎、郁金活血行气,薤白、降香行气畅络。

5.加减

胸闷、憋气者加枳壳(枳实)、川芎理通脉;腹胀者加柴胡、佛手、大腹皮疏肝理气;气郁化热致舌红少津者加黄连、生地黄、玄参、或生脉散养阴清热;胸痛较重者加乳香、没药、薤白活血通阳;连及后背痛甚加片姜黄、延胡索、失笑散理气活血;舌质有瘀斑者加红花、桃仁、全蝎祛瘀通络;胸痛剧烈加桂枝、干姜、高良姜、细辛、附子温通散寒;心阳虚衰加人参、附子、肉桂温补心阳。

(五)络虚不荣

1.临床表现

头晕目眩,心悸气短,大汗,畏寒肢冷,舌淡、苔薄白,脉弱、结代。

2.治法

补虚荣络。

3.代表方

炙甘草汤加减。

4.方解

方中生地黄滋阴养血;炙甘草、人参益心气、补脾气,资气血生化之源;当归、麦冬滋心阴、养心血、充血脉;桂枝、生姜辛温走散,温心阳、通血脉。

5.加减

方中可加酸枣仁、柏子仁以增强养心安神定悸之力,或加龙齿、磁石重镇安神;偏于心气不足者,重用炙甘草、人参;偏于阴血虚者重用生地黄、麦冬;心阳偏虚者,易桂枝为肉桂,加附子以增强温心阳之力;阴虚而内热较盛者,易人参为南沙参,并减去桂枝、生姜、大枣、酒,酌加知母、黄柏,则滋阴液降虚火之力更强。

(六)阳虚寒凝,心络绌急

1.临床表现

突然心痛,心痛如刀绞,胸痛彻背,胸闷气短,畏寒肢冷,自汗,面色白,舌质淡或紫黯、苔白、脉沉细。

2.治法

益气温阳,搜风通络。

3.代表方

参附汤、真武汤。

4.方解

人参大补元气以固脱;附子补元阳、温壮肾阳、煦络祛寒;白术温中扶土以资心阳,合附子以助运化;干姜辛温,可助附子温化胸中寒邪;白芍酸敛以制附子之燥烈;全蝎、蜈蚣搜风止痉;桂枝通阳散寒;柴胡疏肝理气;甘草调和诸药。

5.加减

(1)参附汤加减:去附子,名"独参汤",治大汗淋漓,呼吸微弱,面色苍白,脉微细者;去人参,加黄芪,名"芪附汤",治阳虚自汗;去人参,加白术,名"术附汤",治寒湿相搏,肢体重痛。若休克、心衰而肢冷汗多,脉微欲绝者,加生龙骨、生牡蛎、白芍、炙甘草等以敛汗潜阳,固脱强心。

(2)真武汤加减:若水寒射肺而咳者,加干姜、细辛温肺化饮,五味子敛肺止咳;阴盛阳衰而下利甚者,去芍药之阴柔,加干姜以助温里散寒;水寒犯胃而呕者,加重生姜用量以和胃降逆,或加吴茱萸以助温胃止呕。

(七)水气凌心,络息成积

1.临床表现

气急喘息,咳嗽吐稀白痰,心悸,动则加剧,不能平卧,畏寒怕冷,尿少,全身水肿,舌胖淡、苔白滑、脉沉细或结代。

2.治法

温阳通络,利水消积。

3.代表方

真武汤合益心散结汤。

4.方解

本方以人参、黄芪补益元气;附子温壮肾阳,化气行水;白术健脾燥湿,扶土以制水泛,合附子以助运化;水蛭、全蝎搜风解痉散瘀;茯苓、葶苈子、泽泻利水消肿;桂枝辛温通络,通阳化气,兼顾气分、血分和水分。

5.加减

大便干燥者加肉苁蓉;心火偏旺者加炒山栀;口干者加玄参、石斛;多梦者加夜交藤;下肢水肿者加泽泻。

五、其他治法

(一)针灸治疗

1.针法

(1)取穴。①心律失常:心俞、巨阙、内关、神门。②冠心病心绞痛:巨阙、膻中、心俞、厥阴俞、膈俞、内关。③慢性心力衰竭:心俞、厥阴俞、膏肓俞、膻中、大椎、内关。

(2)功用:补心气,温心阳。

(3)用法:先泻后补或配灸法,上述均为每天 1 次,10～15 天为 1 个疗程。

2.艾灸

(1)取穴:心俞、内关、神门、巨阙等穴位。还可取大椎、小肠俞、两手小指及两足小趾尖。

(2)用法:每天 1～2 次,每穴艾条温和悬灸 10～15 分钟,10 次为 1 个疗程,疗程间可休息 5 天。当伴发心源性休克时,可隔姜灸关元、气海、百会各 10 壮,每 1～2 小时重复一次。

3.耳针

(1)取穴。①心律失常:取心、交感、神门、皮质下、小肠,毫针轻刺激,留针中行针 2～3 次,每天 1 次。②心绞痛:取心、神门、交感、皮质下、内分泌。

(2)用法:每次选用 3～4 穴,王不留行籽贴压。

(二)按摩推拿

1.取穴

内关、神门、膻中、间使、心俞、肺俞、厥阴俞、膈俞等。

2.手法

一指禅推法、屈指推法、㨰法、按法、揉法。

3.步骤

(1)一指禅推或屈指推颈项部两侧肌肉,往返数遍,然后以大拇指按揉颈部两侧肌肉,由上往下数遍。

(2)一指禅推摩及三指揉肺俞、厥阴俞、膈俞数分钟,以酸胀为度。

(3)㨰法施于背部及两侧膀胱经,并搓两胁肋部,往来数遍,以发热为度。

(4)拇指按揉内关、神门、膻中、间使,以酸胀为度。

第四节 代谢综合征

一、概述

代谢综合征是指一组以多种人体营养物质代谢发生紊乱为特征的复杂的病理状态。而由代谢紊乱所导致的中心性肥胖和胰岛素抵抗则成为代谢综合征形成的主要因素。代谢综合征包括肥胖、糖尿病、高血压、血脂异常及高尿酸血症,而这些又均为冠心病的危险因素,所以代谢综合征的存在,无疑增加了冠心病的发病率。

代谢综合征因其为多重疾病的综合表现,故并无明确固定中医病名,主要以其某方面的突出表现命名,如以高血压为突出表现,则名为"眩晕""头痛";以血脂异常为主者,则名为"血浊";以血糖异常为主者,则名为"消渴";以体重增加为主者,则名为"肥胖"。代谢综合征类似中医学"痰湿""肝郁""食郁""血瘀""肥胖""眩晕""湿阻"等。中医学认为六郁,即食、气、血、热、痰、湿,作用于脾胃而酿成痰、瘀、浊、脂等病理产物,以食郁为主导的六郁是代谢综合征的发病基础,以肝脾功能失调为核心的代谢功能紊乱是其基本病机。故代谢综合征患者临床表现为虚实夹杂,心、肝、脾、肾是主要累及的脏腑。

二、病因病机

(一)中医病因

1.先天禀赋不足

禀赋不足与肾关系密切。中医认为,肾藏精,具有储存、封藏精气之生理功能。肾藏之精气包括先天之精和后天之精,先天之精来源于父母生殖之精气,类似于现在所说的遗传物质。后天之精指从饮食所得的精微物质,即脾胃化生的水谷精微。先天之精气与后天之精相互依存,先天之精依赖后天之精不断培育和充养,才能不断充盈,后天之精又依赖先天之精,方能不断地摄入和化生。另外,肾精所化生之元气能推动人体生长发育和生殖,激发和调节各个脏腑、经络等组织、器官生理功能,为人体生命活动的原动力。若先天禀赋不足,元气亏损,易患遗传性疾病。

2.饮食不节

中医认为,胃主受纳,脾主运化,饮食的消化吸收离不开脾胃的功能。《素问·经脉别论》曰:"饮入于胃,游溢精气,上输于脾,脾气散精,上归于肺,通调水道,下输膀胱。"说明脾胃在水湿的运化中起着重要的作用,若过食肥甘,暴饮暴食,可损伤脾胃,水谷运化失司,湿浊内生,脾恶湿,湿浊进而阻碍脾气,加重湿浊内生,并可溢于肌肤,阻滞经络,或脾病及肾,脾肾阳虚,水湿运化无权,加重体内湿浊;若饮食伤及脾胃,脾不散精,气化失司,精微不布,则使津液形成脂浊,甚或凝浊成瘀,脂浊内滞于血,可致血流淤滞;内停于血脉,可致脉管闭塞,膏脂留滞脏腑,可致脏腑之病变。

3.情志所伤

肝脏与情志致病的关系最为密切。肝体阴而用阳,藏血,主筋,为罢极之本,主疏泄。肝主疏泄能够保持全身气机疏通畅达,通而不滞,散而不郁。肝疏泄功能的正常是保持人情志舒畅的基础,若情志过极,必然影响到肝的疏泄功能,导致脏腑气机失调,水谷运化失司,水湿内停,痰湿聚集,阻滞气机,导致肥胖、眩晕、胁痛等病症的发生。

4.年老肾虚

肾主骨生髓,主水。随着年龄的增长,肾气逐渐亏虚,如《素问·上古天真论》曰:"五八,肾气衰,发堕齿槁。"肾主水,在水液代谢中起着重要的作用,人体尿液的生成和排泄,必须依赖于肾的气化功能,年老肾虚,膀胱气化不利,可导致水液的代谢异常。肾气亏虚,失于固摄,精微从尿液外排,是消渴病的重要原因之一。另外,肾之阴阳为其他脏腑组织阴阳之根本,五脏六腑之正常功能依赖于肾元之鼓动。若年老肾虚,肾元亏损,其他脏腑亦会受到影响,如肾阳虚,火不温土,导致脾阳亦虚,运化水谷失司,从而导致水谷精微代谢的异常。肾水亏虚,水不生木,肝木失于调达,疏泄异常,亦导致气机的失调,进而影响水津的输布。

(二)中医病机

1.痰瘀互结

代谢综合征的中医病机可归于痰浊、血瘀范畴。痰瘀均是各种因素导致人体津液代谢及血流障碍所形成的病理产物,痰瘀一经产生之后,又反过来成为致病因素,引起多种病理变化和各种临床症状。痰瘀之为病,全身各部均可出现,与五脏之病均有关系,停滞于经络则经络气机阻,气血运行不畅,出现肢体麻木,甚至半身不遂;留于脏腑,如痰浊瘀血停滞于心,可痹阻心脉,出现胸闷、心悸等症状。而痰浊之致病,更为复杂广泛,正如《景岳全书·证议·痰饮》说:"无处不到而化为痰者,凡五脏之伤,皆能致之",故有"百病多由痰作祟""痰为百病之母"之说。痰浊、瘀血与代谢综合征引起的高血压病、糖尿病、冠心病、肥胖等疾病的关系非常密切。《丹溪心法·头眩》曰:"无痰则不做弦",痰浊阻滞中焦,清阳不升,清窍失养,或痰阻脑脉,气血不通,均可导致眩晕。甚则痰浊瘀血夹风上充于脑,出现痰屑中风。痰瘀可引起胸痹、心痛等心血管病,痰浊可以阻气机,导致气不行血,血行瘀滞。反之,血瘀亦可以导致痰浊的产生。《诸病源候论·诸痰候》曰:"诸痰者,此由血脉壅塞,饮水积聚,而不消散,故成痰也",痰瘀互生互长,可阻滞血脉,可使血液黏滞,痹阻心脉可导致胸痹心痛。代谢综合征多有过食肥甘厚味而静坐少动,使过多的肥甘厚味得不到正常的运化转输,反而化为痰、湿、浊、脂堆积体内。

由于津血同源,所以痰、瘀可以相互转化,因痰致瘀,或因瘀成痰,互为因果,相互搏结形成痰瘀互结的病机,导致腹型肥胖、血糖升高、高胰岛素血症、血脂紊乱等代谢综合征的出现。

2.毒邪为患

正常人的血糖、血脂及胰岛素,均为人体所需的生理物质,但在代谢综合征患者却由于代谢障碍,超出其生理需要量而成为致病物质,形成"糖毒"、"脂毒"、"火毒"、痰浊、瘀血等,形成毒邪为患。代谢综合征组分糖尿病或糖耐量受损,"糖毒"壅塞是其根本;代谢综合征组分血脂紊乱或肥胖,由于过食肥甘,超出了肝脾的调达与运化,致"脂毒"为害;代谢综合征组分高血压的基本病机为气机郁结化火,日久而成"热毒""火毒"为患。此外,"糖毒"、"脂毒"、痰浊也可淤积化火,成"痰毒""瘀毒""火毒"。这些"内毒"产生、堆积是代谢综合征发病基础。

3.肝脾失调

肝主疏泄,调畅气机,三焦通利,则各脏腑功能协调。代谢综合征患者因生活节奏快,常有紧张、抑郁、焦虑、恼怒、悲愤、失落、挫折,则肝郁气滞,气机不畅,三焦不利,气血津液运行不畅。此外,肝木克脾土,脾失健运,不能运化水谷精微及水湿之邪,聚饮成痰,致痰浊内生。

4.脾肾气虚

代谢综合征患者多有嗜酒肥甘、劳累过度、长期思虑、久卧少动、年老体弱、禀赋薄弱等均可导致脾虚失运,肾失蒸腾,以致体内气血及津液输布、运化失常,物不归正化,反而形成痰浊、瘀血等一系列病理产物,困阻于体内,致使血糖、血压升高,血脂紊乱,形体日渐肥胖。

三、诊断与鉴别诊断

(一)临床表现

由于代谢综合征为一系列疾病状态的综合征,故其无特定组织器官受损所表现出的临床症状,而是以其所包含疾病及其并发症或伴发病的表现为临床表现,这些疾病可先后或同时出现在同一患者。各疾病临床表现或特异,或无明显表现,如肥胖症、血脂异常、糖尿病、高血压、冠心病、高尿酸血症。

1.肥胖

尤其是内脏型肥胖患者,往往有怕热、多汗、易疲劳、关节痛、肌肉酸痛、皮肤皱褶处患皮炎、反应迟钝、活动行走困难、下肢水肿、静脉曲张、心慌气短等。且肥胖者易有自卑、焦虑、抑郁等心理问题。此外,肥胖者易患痛风、骨质疏松症、脑卒中和多种癌症等。

2.高血糖

常见口干、多饮、多尿、多食、肢体无力、皮肤瘙痒、视物模糊等。

3.高血压

早期常无症状,严重者可有头痛、眩晕、疲劳、耳鸣、气急、心悸等症状。

(二)辅助检查

1.体格检查

观察患者是否肥胖,注意患者的呼吸、心率、血压情况。

2.实验室检查

(1)血脂测定:甘油三酯水平升高,≥ 2.22 mmol/L,或正在接受调脂治疗。高密度脂蛋白胆固醇水平降低,≤ 0.9 mmol/L,或正在接受调脂治疗。

(2)血糖测定:空腹血糖升高,≥ 6.1 mmol/L,或已经被诊断为 2 型糖尿病。

3.其他检查

(1)腰臀比测定:受试者双足分开 25~30 cm 直立,体重均匀分布在两腿上,腰围测量髂前上棘和第 12 肋下缘的中点水平,臀围测量环绕臀部的骨盆最突出点的周径。中国人腹型肥胖的标准为男性腰围≥90 cm 和女性腰围≥85 cm。世界卫生组织建议,男性腰臀比>0.9,女性腰臀比>0.85 则为腹部脂肪堆积。

(2)体质指数(body mass index,BMI)测定:BMI = 实际体重(kg)/身高(m)^2,BMI≥25 为肥胖。

(3)血压测量:检查血压是否正常。

(三)鉴别诊断

1.痰饮

广义痰饮包括狭义痰饮、溢饮、支饮、悬饮,四者根据病位及特点,不难鉴别。狭义痰饮病位在胃肠,主要表现为心下满闷,呕吐清水痰涎,可与代谢综合征痰湿蕴结证相鉴别。

2.郁证

郁证可表现为易怒易哭,情绪不宁,胸胁胀满,可与代谢综合征肝郁脾虚证鉴别。

3.库欣综合征

库欣综合征主要表现为向心性肥胖,满月脸,水牛背,内脏脂肪明显增加而四肢相对较瘦,血皮质醇增高。

4.2 型糖尿病

2 型糖尿病以单纯血糖增高为主,不伴有血脂、血压及尿酸增高,体重或可增加。空腹血糖、糖化血红蛋白及血清 C 肽结果有助于诊断。

四、辨证论治

从脏腑、虚实入手,调节人体的气机运化,改善肥胖、糖脂代谢异常、高血压等相关危险因素。代谢综合征多与肝脾两脏相关,病在肝者,多见口苦、胁痛及急躁易怒;病在脾者,可见痰湿内阻相关证候,如胸闷、腹胀等。代谢综合征特点为本虚标实,以脾肾气虚为本,以痰瘀湿浊等病理产物为标,临证当辨清虚实,当在祛邪实的同时,给予补虚治疗。

(一)肝郁脾虚

1.临床表现

胃脘或胁肋胀痛,食少纳呆,便溏不爽,情绪抑郁或急躁,善太息,舌苔淡白或薄黄,脉弦细。

2.治法

疏肝健脾。

3.代表方

四君子汤合逍遥散加减。

4.方解

方中柴胡疏肝解郁,使肝气得以调达,为君药。人参大补元气,当归甘辛苦温,养血和血;白芍酸苦微寒,养血敛阴,柔肝缓急,为臣药。白术、茯苓健脾祛湿,使运化有权,气血有源;炙甘草益气补中,缓肝之急,为佐药。加入薄荷少许,透达肝经郁热;生姜温胃和中,为使药。

5.加减

肝郁气滞较甚,加香附、郁金、陈皮以疏肝解郁;血虚者,加熟地黄以养血;肝郁化火者,加牡丹皮、栀子以清热凉血。

(二)痰湿蕴结

1.临床表现

咳嗽痰多,色白易咯,恶心呕吐,胸膈痞闷,肢体困重,或头眩心悸,舌苔白滑或腻,脉滑。

2.治法

燥湿化痰,理气和胃。

3.代表方

二陈汤加减。

4.方解

方中半夏辛温性燥,善能燥湿化痰,且又和胃降逆,为君药。陈皮为臣,既可理气行滞,又能燥湿化痰。君臣相配,寓意有二:一为等量合用,不仅相辅相成,增强燥湿化痰之力,而且体现治痰先理气,气顺则痰消之意;二为半夏、陈皮皆以陈久者良,而无过燥之弊,故方名"二陈"。此为本方燥湿化痰的基本结构。佐以茯苓、白术健脾渗湿,以助化痰之力。炙甘草温中健脾,调和诸药。

5.加减

治湿痰,可加苍术、厚朴以增燥湿化痰之力;治热痰,可加胆南星、瓜蒌以清热化痰;治寒痰,可加干姜、细辛以温化寒痰;治风痰眩晕,可加天麻、僵蚕以化痰息风等。

(三)肝郁化火,邪热犯胃

1.临床表现

胁痛胀满,烦热吐血,胃脘灼痛,苔黄舌红,脉弦或数。

2.治法

清肝泻热。

3.代表方

化肝煎加减。

4.方解

本方重在治肝,用白芍护肝阴,青皮、陈皮疏肝气,牡丹皮、栀子清肝火,宜于肝脏气火内郁的胸胁满痛,或气火上逆犯肺的咳吐痰血等证。因气火能使痰湿阻滞,故加贝母、泽泻等。

5.加减

大便下血者,加地榆;小便下血者,加木通;如兼寒热,加柴胡;如火盛,加黄芩;如胁腹胀痛,加白芥子。

(四)痰瘀互结

1.临床表现

胸闷脘痞,胸闷如窒,面色晦暗,口干不欲饮,皮肤粗糙,舌质紫黯,舌下脉络青紫,苔白腻,脉弦滑或涩。

2.治法

化痰祛瘀。

3.代表方

瓜蒌薤白半夏汤合血府逐瘀汤加减。

4.方解

方中瓜蒌清热涤痰,宽胸散结,桃仁破血行滞而润燥,红花活血祛瘀以止痛共为君药。赤芍、川芎助君药活血祛瘀;薤白通阳散结,行气导滞;牛膝活血通经,祛瘀止痛,引血下行,共为臣药。生地黄、当归养血益阴,清热活血;桔梗、枳壳,一升一降,宽胸行气;柴胡疏肝解郁,升达清阳,与桔梗、枳壳同用,尤善理气行滞,使气行则血行;半夏燥湿化痰,降逆止呕,以上均为佐药。甘草调和诸药,为使药。合而用之,使血活瘀化气行,则诸症可愈。

5.加减

若有咳喘,加紫菀、款冬花;若瘀痛入络,可加全蝎、地龙、三棱、莪术等以破血通络止痛;气机郁滞较重,加川楝子、香附、青皮等以疏肝理气止痛。

五、其他治法

(一)针刺法

针灸可疏通经络,调节气血,激发人体调节能力。可选取天枢、中脘、下脘、大横、梁门、气海、足三里等穴。肝郁脾虚者,配太冲、关元、肝俞、脾俞;痰湿蕴结者,配丰隆、阴陵泉;肝胃郁热者,配肝俞、合谷、中脘;痰瘀互结者,配内庭、太冲。

(二)耳针疗法

选用口、脾、胃、三焦、饥点、内分泌、皮质下等在耳部对应的区域,每次选择5个穴位进行耳穴贴压,可嘱患者每天三餐前自行按压2~3分钟,以加强刺激。每周进行1~2次,1个月为1个疗程。

第五节　心肾综合征

一、概述

心肾综合征是指心脏与肾脏中一个器官对另一个器官的功能损害不能代偿时,互为因果,形成恶性循环,最终导致心脏和肾脏功能的共同损害。

根据心肾之间的临床表现、病理生理等特点将此征分为5种亚型。①Ⅰ型心肾综合征(急性心肾综合征):急性失代偿性心力衰竭导致急性肾损伤。②Ⅱ型心肾综合征(慢性心肾综合征):慢性心功能异常,如慢性充血性心力衰竭,导致慢性肾脏疾病发展和恶化。③Ⅲ型心肾综合征(急性肾心综合征):急性肾损伤导致急性心功能异常和病变,如心律失常、心力衰竭或心肌缺血。④Ⅳ型心肾综合征(慢性肾心综合征):原发的慢性肾脏疾病,如慢性肾小球肾炎,诱发心功能损伤或加重、心室肥厚、舒张功能异常和/或增加不良心血管事件的风险。⑤Ⅴ型心肾综合征(继发性心肾综合征):系统性疾病,如败血症、系统性红斑狼疮等,导致心脏和肾脏功能异常。

中医学并无"心肾综合征"这一病名,根据其胸闷、心悸、肢肿、喘促、咳嗽等症状,中医多将本病归属于"水气病""心悸""喘证""肺胀""胸痹""痰饮""水肿"等范畴。

二、病因病机

(一)中医病因

《奇效良方》曰:"水之始起也,未尝不自心肾而作",病起于心而及于肾,水瘀互患,络道阻塞,水溢于肌肤,停留于窍隙,水肿作矣,现分别概述如下。

1.风湿相搏

风湿伤人,可导致痹证;若痹证不已,反复感受外邪,与脏气相搏,脏气受损,不能化气行水,可发生水肿。正如《素问·痹论》所说:"脉痹不已,复感于邪,内舍于心。"心脉痹阻,气血运行不畅,气化不利,而发生水肿。

2.饮食失节

食膏粱厚味,或饥饱无常,日久损伤脾胃,气血生化乏源,聚生痰湿,上犯于心,气机不畅,心脉痹阻,渐之心气亏乏,肾元不足,水湿不化,发为水肿。

3.正气虚弱

年老体衰,心阴心阳不足,或房劳过度,射肺,肺失肃降之权,气上逆而为喘、为咳,《素问·平人气象论》说:"颈脉动喘疾咳,曰水。"

(二)中医病机

本病病机多为本虚标实,本虚为心肾阴阳两虚、心肾不交,标实为水饮内停,痰浊、瘀血阻络。

1.气虚血瘀,水停心肾

脏腑虚衰,心气鼓动无力血行不畅导致瘀血内阻、经脉不畅;"血不利"导致津血转化停滞;瘀血内阻、经脉不畅,导致肾失滋养,肾络不畅,肾主水失司,气不化水则水饮内停。

2.阳虚血瘀,水停心肾

脏腑虚衰,日久致心肾阳虚,无力推动血液运行,瘀血阻滞,血不利则为水,随气机升降,可泛溢肌肤、内停胸腹、凌心射肺;水气下行,发为水肿,水气凌心,发为心悸。

3.气阴两虚,瘀血阻络

久病体虚,气血生化乏源,日久心肾阴精内耗,络脉不荣,血行不利,瘀血内阻。

4.阴阳两虚,血瘀水停

心衰日久从心气虚或心阴虚发展为心阳虚,心阳衰微,不能温养于肾导致肾阳虚损;心阳心气亏虚鼓动无力,发为血瘀;肾阳虚衰,失于温煦,气化不利则水

153

湿泛滥。

三、诊断与鉴别诊断

(一)临床表现

心肾综合征临床表现为难以纠正的心力衰竭及肾衰竭,患者出现尿量显著减少、顽固性水肿、喘憋等症状。

1.心力衰竭

(1)呼吸困难:呼吸费力,活动后加重,不能平躺,端坐位、半卧位时好转,夜间睡觉时可出现憋醒,严重时肺部可听到哮鸣音。

(2)咳嗽:常在夜间发生,端坐或站立时,症状减轻,痰液中可见血丝或咳粉红色泡沫样痰,严重时出现大咯血。

(3)头晕、心慌、乏力:常伴有心跳加快,活动后加重。

2.肾衰竭

(1)食欲减退:进食差,可伴有恶心、呕吐,呕吐后好转。

(2)出血:皮肤或黏膜可出现瘀点、瘀斑。

(3)气短:呼吸急促,严重时出现呼吸深长。

(4)水肿:下肢皮肤水肿,按压皮肤表面时明显凹陷。

(5)感觉异常:肢体麻木,疼痛感,灼烧感,疲乏。

3.其他症状

神经系统症状,如记忆力减退、淡漠、幻觉等。

(二)辅助检查

1.体格检查

(1)视诊:观察患者面色是否苍白,皮下、黏膜是否有出血,水肿分布状况。

(2)触诊:按压水肿部位,观察水肿程度。

(3)叩诊:胸腔、腹腔是否存在积液。

(4)听诊:心脏心率、心律、杂音等。

2.实验室检查

(1)血常规:若红细胞计数明显减少,提示可能存在肾衰竭引起贫血。

(2)尿常规:可见管型尿沉渣,提示肾脏病变。

(3)肾功能:血肌酐、血尿素氮等升高,提示肾功能不全或肾衰竭。

(4)血离子检测:出现高血钾、高血钠、低血钾、低血钠等提示电解质紊乱情况。

3.超声心动图检查

超声心动图检查可观察到瓣膜异常、心室肥厚等现象,提示心力衰竭。

(三)鉴别诊断

1.哮病

两者都有呼吸急促困难表现,哮以声响言,发作时喉中哮鸣有声,可有喘促,而多无水肿、尿少等表现。

2.臌胀

两者皆可见水肿、腹部胀满等表现,先出现腹部胀大,病情严重时出现肢体水肿,而本病多以面目、四肢水肿为先发,病情严重时才出现腹水、腹部胀满表现。

3.支气管哮喘

本病也可见喘促、呼吸困难症状,与心肾综合征的心功能不全表现相似。心源性哮喘多见于有高血压或慢性心脏瓣膜病史的老年人,支气管哮喘多见于有过敏史的青少年。前者发作时必须坐起,重症者肺部有干湿性啰音,甚至咳粉红色泡沫痰;后者并不一定强迫坐起,咳白色黏痰后呼吸困难常可缓解,肺部听诊以哮鸣音为主。

4.肝硬化腹水伴下肢水肿

本病与心肾综合征常见的下肢水肿症状需鉴别,除基础心脏病体征有助于鉴别外,非心源性肝硬化不会出现颈静脉怒张等上腔静脉回流受阻的体征。

5.心包积液、缩窄性心包炎

由于腔静脉回流受阻,以上疾病同样可以引起肝大、下肢水肿等表现,可根据病史、心脏及周围血管体征进行鉴别,行超声心动图检查可得以确诊。

6.原发性肾病综合征

该病也可出现水肿症状,但本病常见特征为"三高一低",即尿蛋白>3.5 g/d、血浆清蛋白<30 g/d、水肿及血脂升高,需排除继发性病因和遗传性疾病,肾穿刺活体组织检查可确诊。

四、辨证论治

阳虚者心悸、胸闷、气短兼见畏寒肢冷、面色晦暗,舌淡黯,苔薄白,脉沉细或结代;阴虚者见心悸怔忡,胸闷,气短乏力,兼见失眠盗汗,口干舌燥等,舌红苔少或无苔,脉细数。本病多见本虚标实,心肾阴阳两虚,心肾不交为虚;瘀血、痰饮、水湿等病理产物的蓄积为实。

在中医治疗实践中,以"心肾同病""心肾同治"思路治疗心肾综合征取得了一定的疗效,多从气、水、血论治,兼顾心肾阴阳,基本治法是益气、温阳、养阴、活血、利水,兼顾调理脾胃。

(一)气虚血瘀水停

1.临床表现

心悸怔忡,神疲乏力,气短自汗,动则加重,胸胁刺痛,两颧黯红,口唇发绀,腹痛,舌质淡或紫黯有瘀斑、瘀点,苔薄白,脉沉弱或结代。

2.治法

益气活血,化瘀利水。

3.代表方

参芪强心汤。

4.方解

方中人参大补元气,益气固脱;黄芪性温味甘,为补气要药;丹参、五加皮活血化瘀;茯苓、泽泻、白术健脾利水消肿。方中诸药共奏益气活血利水之功。

(二)阳虚血瘀水停

1.临床表现

心悸气短,胸闷,精神不振,畏寒肢冷,尿少水肿,或夜尿频数,面色晦暗,舌淡黯,苔薄白,脉沉细或结代。

2.治法

益气温阳,化瘀利水。

3.代表方

参附强心方。

4.方解

人参、制附子益气温阳以扶正,丹参、红花、大黄活血化瘀,桑白皮、葶苈子泻肺平喘,利水消肿,猪苓、桂枝温补心肾,行气利水。诸药合用益气温阳,活血通络,利水消肿。

(三)气阴两虚,瘀血阻络

1.临床表现

心悸怔忡,胸闷,气短乏力,头晕目眩,失眠盗汗,口干舌燥。舌红苔少或无苔,脉细数或结代。

2.治法

益气养阴,化瘀通络。

3.代表方

生脉散合血府逐瘀汤加减。

4.方解

人参、麦冬、五味子、黄精、生地黄、玉竹益气养阴,桃仁、红花、当归、川芎、赤芍活血化瘀,兼以润燥,柴胡疏肝解郁,疏达清阳,车前子、冬瓜皮健脾利水,诸药合用共奏益气养阴、化瘀通络之功。

(四)阴阳两虚,血瘀水停

1.临床表现

心悸气短,活动后加重,严重时呼吸困难,不能平卧,面肢水肿,口干、口渴不欲饮,畏寒或肢冷,或伴有胸闷,腹胀,尿少,口唇青紫,胁下痞块。舌质黯红或嫩红有裂纹,舌体胖大,苔白或光红无苔,脉沉涩或细数。

2.治法

温阳救阴,化瘀利水。

3.代表方

参芪强心方加减。

4.方解

人参为君大补元气,回阳固脱,山茱萸、白芍为臣养阴敛阴,川芎、丹参、葶苈子、车前子活血通脉,利水消肿。

五、其他治法

(一)电针

1.取穴

中脘、水分、天枢、关元、风池、天柱、三焦俞、肾俞、京门。

2.操作

用 NA-J 型低周波治疗器以 4 Hz/80 μV 的低周波电流刺激,每周 2 次,每次 20 分钟。病程短者(急性期)治疗 30 次,病程长者(慢性期)治疗 60 次。

(二)饮食调理

采用清淡、易消化,以及避免口感过重、刺激性食品等方法来预防心肾综合征。

第六节 风 湿 热

一、概述

风湿热是一种常见的易反复发作的急性或慢性全身性结缔组织非化脓性炎症,主要累及结缔组织胶原纤维和基质,可以侵及心脏、关节、中枢神经系统、皮肤、皮下组织、脑组织、血管和浆膜。本病以风湿小结为特征,临床表现以心脏炎和关节炎为主,可伴有发热、边缘性红斑(环形红斑)、皮下结节、舞蹈症、毒血症等症状,反复发作可导致心脏瓣膜永久性损害。一般认为本病通常发生于甲组乙型溶血性链球菌感染后 2~4 周,机体产生异常的体液和/或细胞免疫反应的结果,是一种对咽部 A 组溶血性链球菌感染的变态反应性疾病,急性发作时通常以关节炎较为明显,但在此阶段风湿性心脏炎可造成患者死亡。

本病临床表现以关节炎症状为主,中医学把该类疾病归属于"痹证""风湿热痹"等范畴;以心脏炎症状为主,则归属"心痹""心悸""怔忡"等范畴。其临床表现为一系列半表半里之邪伏膜原症状,因湿热之邪为患,邪郁于半表半里(膜原),病势延缠。

二、病因病机

中医认为风湿热是由于风、寒、湿 3 种外邪合并侵袭人体,注于经络,留于关节;或风湿热邪侵袭人体使气血运行不畅,不通则痛而发为痹证。痹证经久不愈,内舍其合,可以出现脏腑受损的证候。如"脉痹不已,复感于邪,内舍于心"即侵害心脏之意。

(一)中医病因

痹证的病因有内外之别,内因主要为体质虚弱,外因则责之于风寒湿热。小儿稚阴稚阳,卫外不固,腠理稀疏,外感风寒湿热之邪,不易及时驱散,邪从热化,留滞经络,痹阻气血,使肌肉、关节疼痛而成痹证。病初多属实证,久则正虚邪实,虚实夹杂。

(二)中医病机

风为阳邪,善行而数变;湿为阴邪,停滞而留恋。故本病起病较急,病情缠绵,且易复发。本病的发生是正气虚,卫气不固,营气失守,风寒湿热之邪不断伤及人体,外侵皮腠,壅塞于筋骨关节之间,进而内舍于心,则心脉运行不畅,引发心悸、怔忡等。

1.感受寒湿

小儿阳气未充,腠理不固,居处长期潮湿,或感受寒湿之邪,寒邪收引,湿邪黏滞,造成经络壅塞,气血运行不畅,则筋脉失养,出现关节酸痛,局部不红,遇寒加剧,得温痛减等寒湿阻络之证。

2.感受湿热

若风热之邪与湿相并,或因风寒湿痹郁久从阳化热,热邪与人体气血相搏,阻于经络而见关节红肿热痛、发热等。

3.心脉痹阻

痹证迁延,正虚邪恋,五脏气血虚少,经脉凝滞,气血不畅,波及脏腑,导致心脉痹阻,以致血不养心而心悸气短。

4.心脾阳虚

久病入络,损伤阳气,水液失于温化而泛溢周身,出现心悸、气促不能卧、水肿等证候。

5.气虚血瘀

疾病日久,营血化生不足,气血亏虚,则心脉痹阻,血行不畅,瘀血内生,出现神疲乏力、心悸、唇甲发绀等气虚血瘀之证。

6.其他

若风邪留于肌肤腠理之间,营卫失和,皮肤可见环形红斑;若湿邪凝结于肌肉筋脉之间,可见皮下小结;若湿热久羁,痰湿中阻,至筋脉失养,郁火伤阴,引动肝风,则可出现手舞足蹈、挤眉眨眼、努嘴吐舌等证。

三、诊断与鉴别诊断

(一)临床表现

本病主要表现为心脏炎、关节炎、舞蹈症、皮下结节和环形红斑,发热和关节炎是最常见的主诉。发病前1~3周可有咽炎、扁桃体炎、感冒等短期发热或猩红热病史。通常急性起病,而心脏炎和舞蹈症初发时多呈缓慢过程。病初多有发热,热型不规则,有面色苍白、多汗、疲倦、腹痛等症状。

1.心脏炎

心脏炎占40%~50%,心肌、心内膜、心包膜均可累及,以心肌炎和心内膜炎最多见,也可发生全心炎。心脏炎可单独出现,也可以与几个症状合并出现,一般在关节症状出现1～2周内出现。

（1）心肌炎：临床可见心率加快，与体温升高不成比例；心界扩大，心音减弱，可闻及奔马律，心尖部可听到轻度收缩期杂音；可出现不同程度的房室传导阻滞、期前收缩等，心电图可显示 P-R 间期延长、T 波低平和 ST 段异常。

（2）心内膜炎：二尖瓣最常受累，主动脉瓣次之；二尖瓣关闭不全表现为心尖部吹风样全收缩期杂音，向腋下传导，以及二尖瓣相对狭窄所引起的舒张中期杂音。主动脉关闭不全时胸骨左缘第 3 肋间可闻及叹气样舒张期杂音。

（3）心包炎：患儿有心前区疼痛，心底部听到心包摩擦音，心音遥远；积液量多时心前区搏动消失，有颈静脉怒张、肝大等心脏压塞表现；X 线检查心影向两侧扩大呈"烧瓶状"。心电图示低电压，早期 ST 段抬高，随后 ST 段回到等电位线，并出现 T 波改变。超声心动图可确诊少量心包积液。

2.关节炎

游走性多关节炎主要累及四肢大关节，不对称分布，表现为局部关节红肿热痛，活动受限。经治疗后可痊愈，不留畸形。

3.舞蹈症

舞蹈症常在咽峡炎后 1～6 个月出现，女孩多见。特征为面部和四肢肌肉不自主、无目的地迅速运动，如伸舌、歪嘴、挤眉弄眼、耸肩缩颈、语言障碍、书写困难、细微动作不协调等锥体外系神经系统症状。在兴奋或注意力集中时加剧，入睡后消失。病程 3 个月左右。

4.皮肤症状

（1）皮下结节：起病后数周出现，常伴有严重心脏炎，小结呈圆形，质硬，无压痛，可活动，分布于肘、腕、膝、踝等关节的伸侧面，以及枕部、前额头皮、脊柱棘突处。经 2～4 周自然消失。

（2）环形红斑：较少见，位于躯干和四肢近端屈侧面，呈一过性，或时隐时现呈迁延性，可持续数周。

(二)辅助检查

1.咽拭子检查

咽拭子检查阳性率为 20％～25％，应在抗生素使用前留取，简单易行。

2.ASO 测定

ASO 阳性率为 40％～60％，是常用的链球菌抗体血清试验。

3.抗 DNA 酶-B

抗 DNA 酶-B 阳性率在 50％～85％，其高峰维持时间较长，发病后 4～6 周达到高峰,可持续数月之久,对来诊较晚或迁移活动的病例有重大意义。

4.急性期反应物

初发风湿热急性期红细胞沉降率和C反应蛋白阳性率较高,约80%。但来诊较晚或迁延型风湿热红细胞沉降率的阳性率仅60%左右,C反应蛋白阳性率可下降至25%,但血清糖蛋白电泳 α_1 及 α_2 增高可达70%,较前两者敏感。

5.非特异性免疫指标

免疫球蛋白(IgG、IgM)、循环免疫复合物和补体 C_3 增高占50%~60%。

6.心电图及影像学检查

(1)胸部X线检查:可表现为正常或有心影增大。

(2)心电图检查:心脏受累可出现心电图异常,如窦性心动过速或过缓、期前收缩等心律失常,Q-T间期延长及ST-T的改变。心电图检查有助于发现窦性心动过速、P-R间期延长及各种心律失常。

(3)超声心动图检查:可发现患者心脏增大,瓣膜水肿、增厚、闭锁不全或狭窄,以及心包积液,尤其是可发现亚临床型心脏炎,对早期判断心脏是否受累、改善疾病的预后有重要意义。超声心动图检查可发现早期轻症心脏炎及亚临床型心脏炎,对轻度心包积液较敏感。

(4)心肌核素检查:可测出轻症及亚临床型心肌炎。目前认为最具有诊断意义的超声改变为瓣膜增厚,可呈弥漫性瓣叶增厚或局灶性结节样增厚、二尖瓣脱垂、瓣膜反流、心包积液。

(三)鉴别诊断

1.其他病因的关节炎

(1)类风湿关节炎:为多发性对称指掌等小关节炎和脊柱炎,特征是伴有晨僵和手指纺锤形肿胀,后期出现关节畸形。临床上心脏损害较少,但超声心动图检查可以早期发现心包病变和瓣膜损害,X线检查显示关节面破坏,关节间隙变窄,邻近骨组织有骨质疏松,血清类风湿因子阳性,免疫球蛋白IgG、IgM及IgA增高。

(2)脓毒血症引起的迁徙性关节炎:常有原发感染的症候,血液及骨髓培养呈阳性,且关节内渗出液有化脓趋势,并可找到病原菌。

(3)结核性关节炎:多为单个关节受累,好发于经常活动受摩擦或负重的关节,如髋关节、胸椎关节、腰椎关节或膝关节,关节疼痛但无红肿,心脏无病变,常有其他部位的结核病灶,X线检查显示骨质破坏,可出现结节性红斑,抗风湿治疗无效。

(4)结核性风湿症:体内非关节部位有确切的结核感染灶,经常有反复的关节炎表现,但一般情况良好。X线检查显示无骨质破坏,水杨酸类药物治疗症状可缓解但反复发作,经抗结核治疗后症状消退。

(5)淋巴瘤和肉芽肿:据报道白血病可有10%病例出现发热和急性多关节炎症状,且关节炎表现可先于周围血常规的变化,因而导致误诊。其他淋巴瘤和良性肉芽肿也有类似的报告。

(6)莱姆病:此病是由蜱传播的一种流行病,通常在蜱叮咬后3~21天出现症状,临床表现为发热,慢性游走性皮肤红斑,反复发作性不对称性关节炎,发生于大关节,可有心脏损害,多影响传导系统。心电图示不同程度的房室传导阻滞。亦可出现神经症状如舞蹈症、脑膜炎、脊髓炎、面神经瘫痪等,实验室检查循环免疫复合物阳性,红细胞沉降率增快,血清特异性抗体测定可资鉴别。

2.亚急性感染性心内膜炎

该病多见于原有心瓣膜病变者,有进行性贫血、脾脏肿大、瘀点、瘀斑、杵状指,可在脑、肾或肺等不同的瓣膜上发现赘生物。

3.病毒性心肌炎

该病发病前或发病时常有呼吸道或肠道病毒感染,主要受累部位在心肌,偶可累及心包,极少侵犯心内膜。发热时间较短,可有关节痛但无关节炎,心尖区第一心音减低及Ⅱ级收缩期杂音,心律失常多见,无环形红斑、皮下结节等,实验室检查示白细胞减少或正常,红细胞沉降率、ASO、C反应蛋白均正常,补体结合试验及中和抗体阳性;心肌活体组织检查可分离出病毒。

4.链球菌感染后状态

在急性链球菌感染的同时或感染后2~3周出现低热、乏力、关节酸痛,红细胞沉降率增快,ASO阳性,心电图可有一过性期前收缩或轻度ST-T改变,但无心脏扩大或明显杂音,经抗生素治疗感染控制后,症状迅速消失,不再复发。

5.系统性红斑狼疮

本病有关节疼痛、发热、心脏炎、肾脏病变等,类似风湿热。但对称性面部蝶形红斑,白细胞计数减少,ASO阴性,血液或骨髓涂片可找到狼疮细胞等有助于诊断。

四、辨证论治

中医治疗原则发作期以祛邪为主,采用清热凉血、解毒散结为基本治法,结合病邪的性质分别采用清热祛风、清热祛湿、散寒除湿、活血祛瘀等治法;缓解期扶正祛邪兼顾,以益气养阴、活血通络为主。

(一)邪伤营卫,肢体受累

1.临床表现

关节红肿,灼烧疼痛,痛不可触,游走窜痛,或皮下结节,或皮下红斑,结节性红斑,伴有发热口渴,汗出恶风,舌苔黄腻,脉滑数。

2.治法

清热化痰,调和营卫。

3.代表方

桂枝芍药知母汤合金银花、连翘加减。

4.方解

方中重用金银花、连翘,以解表透邪,清热解毒,以治其关节红肿热痛;臣以桂枝、白芍调和营卫,以解其汗出恶风之症。

5.加减

加栀子、黄芩加强清热解毒之功;皮下红斑结节甚者加三棱、莪术、红花活血化瘀,通络止痛,牡丹皮凉血散瘀;口渴阴伤甚者,加知母清热养阴、利水消肿,白茅根清热利水,生津止渴。

(二)热邪入里,心脉损伤

1.临床表现

心悸气短,胸痛憋闷,高热汗出,伴有关节红肿,痛不可近,舌赤苔黄腻,脉滑数。

2.治法

益气养阴,清热化痰。

3.代表方

栀子金花丸加减。

4.方解

黄连、栀子清热解毒为君,清入里之邪热,解关节之红肿;臣以金银花以透邪热外出,又因热邪耗伤气阴,心悸气短,故以知母益气养阴,清热消肿。

5.加减

可加连翘、柴胡以助金银花透邪外出;气阴亏损甚者,加党参、麦冬;血瘀甚者,加丹参、牡丹皮、郁金;热毒甚者可加大青叶解毒凉血。

(三)热阻三焦,饮邪犯肺

1.临床表现

发热恶寒,胸胁疼痛,肋间胀沸,咳嗽喘促,舌苔黄腻,脉弦滑。

2.治法

清泻三焦,逐饮宣肺。

3.代表方

银翘散合葶苈五子汤合小柴胡汤加减。

4.方解

苏子、葶苈子宣肺逐饮为君,半夏化痰散结,宽胸利气,柴胡、黄芩和解少阳以解其寒热,共为臣药;杏仁化痰止咳;金银花、连翘外解表邪,内清肺热,黄连清中上焦之热,郁金行气化瘀,清心解郁以宽胸止痛,共为佐药。诸药同用,共奏清泻三焦、宣肺逐饮之功。

5.加减

胸闷甚者加瓜蒌;脾虚痰湿者加茯苓。

(四)邪热化风,上扰神明

1.临床表现

四肢扭动,摇头转颈,不能自主,或伴挤眉弄眼,努嘴伸舌,舌红少苔,脉弦数。

2.治法

平肝泻心,镇静息风。

3.代表方

天麻钩藤饮合竹叶黄芩汤加减。

4.方解

方中天麻、钩藤为君,以平肝息风。石决明,平肝潜阳,并能镇静安神,与君药合用,加强平肝息风之力;牛膝引血下行,并能活血利水,利于平降肝阳,共为臣药。杜仲补益肝肾以治本,佐以白芍、生地黄滋阴养血以敛其浮阳,且又可凉血敛阴;黄连、黄芩清肝泻心,以折其亢阳;竹叶清心利水以除烦,共为佐药。诸药合用,以奏平肝泻心、镇静息风之效。

5.加减

眩晕头痛剧者,可酌加羚羊角、龙骨、牡蛎等,以增强平肝潜阳熄风之力;若肝火盛,口苦面赤,心烦易怒,加龙胆草、夏枯草,以加强清肝泻火之功;脉弦而细者,宜加生地黄、枸杞子、何首乌,以滋补肝肾。

五、其他治法

(一)针灸疗法

1.体针

(1)取穴:风池、曲池、合谷、血海、阳陵泉、足三里、三阴交。关节红肿热痛者加大椎;肘关节疼痛加小海、肘髎、手三里;腕关节疼痛者加外关、阳池、腕骨;掌指关节疼痛者加八邪、后溪;膝关节疼痛者加鹤顶、犊鼻、膝眼、曲泉、委中;踝关节疼痛者加解溪、商丘、丘墟、昆仑、太溪、申脉、照海。

(2)操作:风池、曲池进针 1.5 寸,捻转泻法;合谷进针 0.5 寸,提插泻法;阳陵泉直刺 1.0～1.5 寸,提插泻法;足三里、三阴交直刺 1.0～1.5 寸,提插补法;血海直刺 0.5 寸,平补平泻。热痹者大椎穴三棱针点刺 3～5 点后加闪火拔罐,令出血 5～10 mL。寒痹者采用局部艾灸或温针灸治疗。不同部位疼痛局部取穴采用平补平泻手法。每天治疗 2 次,每次留针 30 分钟。

2.电针

(1)取穴:大椎、肩髃、曲池、合谷、八髎、环跳、阳陵泉、绝骨、风池、臂臑、少海、间使、足三里、犊鼻、委中、昆仑。

(2)操作:根据发病部位,选用以上主穴、配穴各 1～2 对,连续波与疏密波结合使用,通电后逐渐增大电量,由中等刺激增至强刺激,以患者能耐受且感舒适为度,每天 1 次,每次 15～30 分钟,10 天为 1 个疗程,疗程间休息 3～5 天。

3.耳针

(1)取穴:肾、脾、肝、神门、交感、局部。

(2)操作:以上穴位毫针刺入 0.1 寸左右,施捻转手法约 1 分钟,留针 30 分钟,每隔 10 分钟捻转 1 次。或埋耳豆(王不留行籽),每天揉按 3 次,以耳部发热、微痛为度,5 天换 1 次。

4.火针

(1)取穴:循经取穴,或痛点红肿处。

(2)操作:医者以右手拇、食、中指持针,左手持酒精灯将针身倾斜 45°放于火苗上,烧灼加温,烧至针微红或白亮,速刺疾出,出针后速按其孔以免出血。

5.穴位注射疗法

(1)取穴:肩髃、曲池、合谷、阳陵泉、足三里、阴陵泉、肾俞。

(2)药物:当归液、红花液、川芎液、蜂毒液。

（3）操作：局部消毒，用 5 mL 空针吸药液，5 号针头针刺后提插，得气后注入药液，每次 0.5～1.0 mL，隔天 1 次。

（二）推拿疗法

风湿热患者表现为肢体肌肉关节疼痛，为气血痹阻不通、筋脉关节失于濡养所致。治宜扶正祛邪、行气活血、舒筋通络之法。其康复治疗在中药、针灸治疗基础上，配合推拿疗法可达到舒筋活血之功。

1.取穴
大椎、曲池、合谷、足三里、商丘。

2.手法
按、揉、拿、捏。

3.操作
（1）患者取坐位，医者位于其后，以拇指按揉大椎穴约 1 分钟，得气为度。然后施用捏拿法，沿手三阳经之循行反复操作 3～5 分钟，继之用拇指按揉于合谷穴、曲池穴，每穴操作约 1 分钟，以得气为度。

（2）患者取仰卧位，医者位于左侧，施用捏拿法，沿足三阳之经脉循行反复施术 3～5 分钟，继之用拇指按揉法于足三里穴、商丘穴，每穴持续操作约 1 分钟，以得气为度。

（三）气功疗法

以强壮功、内养功、站桩功为宜。亦可练松静气功、太极气功等。通过练功一方面培补了体内元气，提高了机体的整个功能水平和素质；另一方面强化了经气的运行，疏畅经络，促进气血的运行和营养的布散，从而使气血通畅，通则不痛，而达到有助于本病康复的目的。

太极拳可以先练单个动作，如揽雀尾、云手、下势、左右蹬脚等，逐渐过渡到练全套。练习的次数不限，每次练习以使身体发热、微微汗出为宜，使气血流通，减轻或消除关节功能障碍，锻炼四肢肌肉、关节。

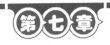

心血管病的预防与调护

第一节 避 外 邪

一、概述

外邪指的是风、寒、暑、湿、燥、火6种外感致病因素。在正常情况下,风、寒、暑、湿、燥、火被称为"六气",是自然界6种不同的气候变化,对机体并无损害,不会使人生病。避外邪是指避免自然界各种有害人体的因素,使之不影响人体的功能调节,维护机体对外邪的抵抗力,从而达到强身防病、健康长寿的目的。

正如《素问·宝命全形论》所说:"人以天地之气生,四时之法成。"即说明了人依靠天地之间的大气和水谷之气而生存,同时遵从四时生长、收藏的规律而成长发育。但当气候变化异常、六气变化过快或不及时,或人长期处于寒冷、燥热、潮湿的环境中时,极易使六气成为致病的因素,这时六气便被称为"六淫"。在引发心血管病的外邪诸因中,尤以寒邪致病最为常见。

"六淫"虽为心血管病发病的原因,但它属于外因,只有在人体正气不足、阳虚体弱时,外邪才能侵袭致病。而心气不足或胸阳不振时,再加上寒邪侵袭,就会致使寒凝胸中,胸阳失展,痹阻心脉。或是当突然遇到气候变化,尤其是突然遇冷时,心脉也极易发生拘急挛缩,而引起猝然心痛。另外,若是酷暑炎热侵犯心脉,亦可耗伤心气,致使血脉运行不畅,引发心痛。

二、避四时不正之气

严寒、酷暑、大旱、淫湿,此即四时不正之气。四时不正之气致使自然环境急剧变化,大大超过人体的适应能力,人若感之,即易患病。为避免四时不正之气的危害,一方面我们要经常保养精神,锻炼身体,增强体质,提高机体的适应能力;另一方面则应适时回避,这样才能保持健康。

(一)酷暑

夏季气候炎热,也是人体新陈代谢旺盛的时候,如暑邪侵犯人体则会形成中暑之症。暑多挟湿,并可使人生痤疮、痱疹之类病变,故暑邪袭人,必须谨避之。另外,在饮食起居上要注意保阴养阳,阳热亢盛,常使阴气不足,起居上应晚睡早起,顺应自然,保存阴津,摄养阳气。由于晚睡早起,故中午当要午睡以恢复体力。此外,饮食不可贪凉太过,以免肠胃受寒,发生腹泻、腹痛等症。

(二)严寒

寒为冬季主气,起居宜早卧晚起,运动当去寒就温。冬季室外运动,可增强人的抵抗力,但锻炼时要注意头部、躯干的保暖,并避免在大寒、大风、大雪及雾露中锻炼,尤其注意防止流感的发生。

三、避疫气

疫气是一类具有强烈传染性的病邪。该病发病急,危害大。根据疫邪致病的特点采取多种措施。严防疫气流行,其具体措施有防止疫气污染环境、隔离疫病患者、加强运动锻炼、提高疫气的抵抗力等。

四、避雾露

雾露对人体健康有害,亦当注意回避。雾露四季皆有,尤其春季较多。致病原因:①雾露使空气湿度增大,人若不避,易为湿邪所伤;②雾露有含毒气者,谓之毒雾;③清晨大雾之中,悬浮着地面气层中受凝结的大量小水滴,小水滴中含有大量苯、酚、胺等工业废物,这些有害物质不易畅快散开,也会飘浮在雾露的水汽中,使人发病。因此,在大雾弥漫的早晨和黄昏,不要冒雾远行、运动、劳动,要关窗闭户,防止大雾进入屋内,特别是患有慢性疾病和过敏体质者,更要注意避雾休息。

五、避其他有害因素

(一)噪声

人类进入工业化以来,噪声越来越多,来源越来越广,对人体的危害也越来越大,除国家政府采取的限制噪声的措施外,个人也应积极加强防护。

(二)空气污染

现代科学的发展使空气的污染加大,对人体造成危害,尽量创造良好、清新的空气环境是保证健康的前提,尤其是呼吸系统和过敏体质的患者。

(三)水源污染

重视饮水卫生,不被病原微生物污染,重视地方病区饮水,防止碘缺乏疾病。

(四)不良职业环境

职业人群长期暴露在职业环境中,不良的物理因素,如异常气象条件(如高温、高湿、低温、高气压、低气压)、噪声、振动、非电离辐射、电离辐射等,可对人体产生危害。生活中尽量避免接触各种伤损性命的因素,做好监测和防护,如职业环境监测、生物监测等,做好作业场所通风、照明等,都是避免外邪侵害职业人群的方法措施。

第二节 调 饮 食

一、概述

中医饮食是指在中医理论思想指导下,根据食物的性味、归经、功效,选用能养生、益寿、防病、治病的不同食品,进行辨证施食,从而达到防治疾病、延年益寿、康复身心的治疗方法。其内容主要有饮食调摄和药膳治疗。

饮食的"养""治"结合的特点是中医"治未病"思想的体现。清代曹廷栋云:"以方药治未病,不若以起居饮食调摄于未病。""治未病"理论思想包括了"未病先防""已病防变""瘥后防复"三方面内容。其理论提示人们必须调摄、预防于平素健康无病之时,慎防疾病发生;积极及时调治于已病之际,促进疾病早日治愈;而在疾病初愈时,亦应慎为保养,康复正气,防止疾病复发或迁延痼结。饮食调摄既能提高正气与抗邪能力而预防疾病的发生,又可祛其饮食的致邪因素,进一步防止疾病的蔓延、恶化,是防控心血管病的有效措施。药膳治疗可积极地对疾病进行干预和治疗,减轻疾病带来的危害,促进机体的康复。饮食康复基于"治未病"的理念,饮食调摄和药膳治疗将预防和治疗融为一体,防中有治,治中有防,以防为治而又用治于防。

二、饮食调摄

饮食调摄,即注意饮食宜忌,通过多食用对疾病康复有利的食物及少食或不食用对健康有害的食物而建立起来的良好饮食习惯。众所周知,良好的生活方式是健康的重要保证,对疾病的预防和传变也起到重要作用。《素问·上古天真论》曰:"食饮有节,起居有常,不妄作劳,故能形与神俱。"指出健康的生活方式是延年益寿的重要条件。生活方式包括了饮食调节和起居活动两方面,而良好的饮食习惯是保证身体健康、预防疾病的首要因素。一旦饮食失常,就容易使人体的脏腑阴阳失衡而导致疾病发生,如张璐《张氏医通·诸血门》所说:"饮食起居,一失其节,皆能使血瘀滞不行也。"因此,健康的生活方式需要从饮食调摄开始,这也是心血管病患者进行心脏康复需要关注的。

尽量避免食用或少食用加重心血管病进展的食品,如高脂肪、高糖类食品及烟酒等。如《饮膳正要》中说:"少饮为佳,多饮伤形损寿""饮酒过度,丧生之源。"指出过多摄入酒类伤及身体健康。《灵枢·五味论》说:"心病禁咸。"《素问·五脏生成》提到:"多食咸,则脉凝泣而变色。"过食咸味易致血脉病变。现代医学也表明钠摄入过多可引起体内钠潴留,体液增加,造成组织水肿或血压升高。

死于心血管病的人群中,有 3/4 以上归因于吸烟、高血压和高胆固醇血症。吸烟可诱发冠状动脉痉挛,阻碍内皮舒张因子的合成,还可以对血管内膜造成直接损坏。吸烟还可降低 β-受体阻滞剂的抗缺血效果,使急性心肌梗死死亡率倍增。另外,高血压患者体重减少 10%,则可使胰岛素抵抗、糖尿病、高脂血症和左心室肥厚改善。现代医学表明改变不良生活习惯是防治冠心病的基本措施。通过一级或二级预防控制或减少心血管病的危险因素,对预防和控制心血管病变、降低总死亡率有重要意义。龚居中《痰火点雪》曰:"物品已损,必爱惜护持,乃可恒用而不敝……治之愈与不愈,亦在人之调摄如何尔。"强调了自身调摄的重要性。

多摄取对健康有益的食物,注意膳食结构的平衡及合理的营养搭配。《黄帝内经》也提出食物对于疾病康复有重要的价值,如《素问·五常政大论》所云:"谷肉果菜,食养尽之。"《素问·脏气法时论》也有"毒药攻邪,五谷为养,五果为助,五畜为益,五菜为充"之说。不同的食物都有其不同的性味,而性味与五脏相配,各有所入,"酸入肝,甘入脾,苦入心,辛入肺,咸入肾",根据脏腑盛衰与食物性味之间的关系,利用五味特性补益人体脏腑精气,合理调配膳食营养,可达到养身祛病效果。故《素问·脏气法时论》曰:"心色赤,宜食酸,小豆、犬肉、李、韭皆酸。"《灵枢·五味》也有"心病者,宜食薤"的记载。

三、药膳治疗

药膳是极具中华民族特色的饮食形式,也是中医学的一种治疗方法。它以中医辨证论治为指导,将中药与具有药用价值的食物配伍,经加工烹饪制成色、香、味、形俱佳的有治疗价值的食品。这种饮食形式由药物、食物和调料三者调配精制而成。它既是美味佳肴,同时又使食用者身体得到滋补调养,利于疾病的康复。同时,药膳饮食在日常生活中还易于普及,因此成为了人们所青睐和喜欢的康复治疗方法。

药膳既营养,又有药效。它汲取了药物之性和食材的味,药借食力,循经入脏,调补功能明显增强,食助药威,患者喜食善用。治疾而不损正气,服药无妨胃气。药物与食物两者相辅相成,相得益彰。药膳具有注重整体、辨证施食的特点,应在综合分析患者体质、健康状况、疾病性质、季节时令、地理环境等多方面情况的基础上,辨其证型,确立相应的食疗原则,而给予适当的药膳治疗。比如胸痹患者,证属寒凝心脉者,宜用薤白汤;证属痰浊闭阻者,宜选茯苓饼。心悸患者,证属气阴两虚者,宜选枸杞黄芪炖鸡;证属心阳不足者,宜用当归生姜羊肉汤。

药膳的种类十分丰富,历代医家对其分类方法也较多,目前一般按功效和品种分为两大类。按功效分类,是以中医治法理论为依据,作用明确,便于辨证选食,为临床所常用,主要有解表药膳、清热药膳、理气药膳、理血药膳等;按品种分类,是以烹饪制作后的成品形态特点为依据,主要有菜肴类、粥食类、糕点蜜饯类、饮品类和其他类五大类别。药膳各具特色,应结合患者整体情况经中医辨证选用合适的方子。

另外,还要注意药膳配伍的禁忌。一是药食性能与病证性质或体质不符者,则不宜配用;二是药物之间、食物之间以及药食之间具有相畏、相恶及相反作用者,则不宜配用;三是用膳禁忌,俗称忌口,是指在服用某些药膳时不宜进食某些药食。同时,还可以借鉴和参考现代营养学的饮食配伍禁忌来取长补短。

第三节　畅　情　志

情志是人对其所感受到的客观事物是否符合自身需求而产生的内心体验与意志过程。情志活动以感知觉为基础,受禀赋、年龄、文化修养及健康状况的影响。

情志活动与人体五脏功能密切联系,五脏功能正常则情志发生正常,反之,则会出现情志过激、情志淡漠等异常现象。同样,情志的异常还会对五脏功能造成损伤,如情志过激或持续时间过长则使五脏气机失调,出现怒伤肝、喜伤心、思伤脾、忧伤肺、恐伤肾等。五脏生理活动异常可影响人的健康及衰老过程,故医学养生重视情志的调节。

中医所谓的情志,是指七情,即喜、怒、忧、思、悲、恐、惊7种情志的变化。如果受到突然或强烈持久的情志刺激,超出了正常生理活动范围,人体气机紊乱,脏腑阴阳气血失调可导致疾病产生。

心主神明指出心是情志之主宰,统领和协调全身脏腑功能及其精神活动,使人对外界事物能做出正确的判断和反应。情志活动与脏腑病变关系极为密切。人的形体与精神是一个有机的整体,形是神的物质基础,神是形的主宰,形损可伤及神,神伤也可损及形。因此,形全有利于神复,神复也可促进形全。《灵枢·口问》有"心者,五脏六腑之主也,故悲哀愁忧则心动,心动则五脏六腑皆摇",指出了情志异常引起气机逆乱,可以导致心脏受累而后波及其他脏腑。

首先,患者对疾病治疗的认知程度会影响患者的配合和精神情绪等方面。因此,需要了解患者心理变化,正确评估其治疗的心理状态,争取患者的信任,建立良好的医患关系。《素问·五脏别论》曰:"凡治病必察其下,适其脉,观其志意,与其病也。拘于鬼神者,不可与言至德;恶于针石者,不可与言至巧。病不许治者,病必不治,治之无功矣。"提出在诊疗疾病中需要考虑患者的情志精神状态,患者对疾病治疗的认识及态度也决定疗效的成败。

其次,心血管病患者出现的心理问题往往是患者对自我健康及心脏疾病的错误认识造成的。因此,需要医师通过开导、安抚及暗示等方法,使患者能正确地认识自身疾病或伤残的来龙去脉,纠正不良的情绪,鼓励患者面对现实,增强康复信心,让其积极参与疾病控制,摆脱疾病困扰的心理障碍。如《灵枢·师传》所说"人之情,莫不恶死而乐生,告之以其败,语之以其善,导之以其便,开之以其苦",提出医务人员要积极地有礼、有节、有法地给患者进行心理疏导。

另外,还有运用情志相胜的理论,通过医者使用语言和情绪等刺激促使患者产生情志变化,调节脏腑气血的关系,使患者达到心身的康复。所谓情志相胜法,是指以情胜情。其理论出自《黄帝内经》,《素问·阴阳应象大论》有"悲胜怒""恐胜喜""怒胜思""喜胜悲""思胜恐"的论述,经后世医家逐步发展而建立起中医特色的心理学理论体系和治疗方法。历代医书中也有不少医案记载,如《儒门事亲·卷起·内伤形》中记载:"息城司侯,闻父死于贼,乃大悲哭之,罢,便觉心痛,日增不已,月余成块,状若覆杯,大痛不住,药皆无功""戴人至,适巫者在其旁,乃学巫者,杂以狂言以谑病者,至是大笑,不忍回。面向壁,一二日,心下结块皆散。""《黄帝内经》言：忧则气结，喜则百脉舒和。又云：喜胜悲。《黄帝内经》自有此法治之"。实践证明，情志相胜是一种能够使患者身心得以康复的有效方法。

第四节　康复锻炼

一、概述

运动作为心脏康复核心手段，主要作用是改善心肺功能，提高心脏的生理功能储备。运动可降低患者危险因素，避免今后发生心脏事件，最大限度调动患者潜能，保持乐观、积极的生活方式。中医认为运动多具有疏通气血、畅达经络、调和脏腑等作用。气血通畅离不开适量的运动，《红炉点雪·却病秘诀》所说运动能使"血气循规而不乱，精神内固而不摇，衰者起，萎者愈，疲癃转康健之躯，枯槁回温润之色"，指的就是运动促进人体气血运行通畅，全身功能和谐，心主血脉功能正常发挥，心脏搏动正常，脉搏节律调匀，脉象和缓有力，面色红润而有光泽。

运动康复方式以有氧运动为佳，强调运动强度和运动持续性。陶弘景也强调运动需适宜，在《养性延命录·教诫》曰："体欲常劳……劳无过极。"运动养生的原则是动静平衡，运动不足则气血运行迟滞，脏腑功能衰退；运动太过则耗伤气血，损伤筋骨、内脏，也可致病。只有动静平衡、恰到好处的运动，才可祛病养生。运动锻炼还可以调摄情志，外而历练筋骨，内而修养精气神，形神兼备，阴阳协调，达到形神共养。

此外，康复运动的选择及实现需要以患者的医疗情况、兴趣和目标为依据。中医康复的传统运动具有趣味性和易进行的特点。患者可根据自身情况和兴趣爱好选择能持之以恒、量力而行的锻炼方式。

二、导引

导引是以肢体运动配合呼吸吐纳的养生方法，通过形态引导气的运行达到张而不紧、松而不懈状态，可舒畅身心，宣导气血。导引术作为重要的传统体育康复法，内容丰富，形式多样。通常有太极拳、易筋经、五禽戏、八段锦等锻炼方法。《老老恒言·导引》曰："导引之法甚多，如八段锦、华佗五禽戏、婆罗门十二法、天竺按摩诀之类，不过宣畅气血，展舒筋骸，有益无损。"

（一）太极拳

太极拳是一种顺应自然的康复医疗方法。它要求呼吸、意识、动作三者紧密结合，达到内外合一、浑然无间的境地。坚持练习太极拳，能协调脏腑，调畅气机，调理阴阳，强壮身体，故有较好的康复医疗作用。临床常用于高血压、心肌梗死、低血压、慢性阻塞性肺疾病、胃下垂、慢性肝炎等患者的康复期。

（二）易筋经

易筋经是古代流传下来的一种动功，其动作是仿效古代的各种劳动姿势演化而来，如舂米、载运、进仓、收囤等。本功以形体屈伸、俯仰、扭转为特点，可达"伸筋拔骨"的效用，故称为"易筋经"。它共有 12 个姿势，每个姿势都要求做到：力灌全臂，精神内守，心数呼吸，气守丹田。可根据个人身体状况每个姿势练习6～12 次。易筋经具有强筋壮骨、协调脏腑功能、促进气血流通等作用。因本功法有内养外壮之效，故可用于防治各种慢性病，如心脑血管疾病、神经衰弱、急慢性胃肠病、呼吸系统疾病、颈椎疾病、腰椎疾病等。

（三）五禽戏

五禽戏相传由东汉名医华佗模仿动物动作创编而成，用以防病治病、延年益寿。主要包含了熊戏、虎戏、猿戏、鹿戏、鸟戏 5 种仿生功法。每种功法又各具有不同的动静特点。如练虎戏时表现威武勇猛的神态，练鹿戏时需要体现静谧怡然之神态。五禽戏还重视调息，将五禽动作配合呼吸进行锻炼，动静结合，形神合一。五禽戏既有形体动作，又要求排除杂念，意守丹田及呼吸配合，能调理阴阳，流通气血，扶正祛邪，故对于心血管病有较好的康复医疗作用。

（四）八段锦

八段锦也是古代传统功法之一，锻炼时躯体四肢的运动与调心、调息相结合，具有动作简单易行，效果显著的特点。其七言要诀："两手托天理三焦，左右开弓似射雕，调理脾胃须单举，五劳七伤往后瞧，摇头摆尾去心火，两手攀足固肾腰，攒拳怒目增气力，背后七颠百病消。"现代研究表明，这套功法能改善神经体液调节系统的功能，加强血液循环。所以对于心血管病的康复，尤其是冠心病的康复大有裨益。

八段锦的功法本身还具有中医康复医疗的功能。如由肝郁气滞引起的胸闷不舒、急躁易怒者，应疏肝理气，宜选用一、二式；脾运失健引起纳呆腹胀、神疲乏力者，宜健脾助运，宜选二、三式；心肾不交引起失眠、心悸者，当交通心肾，宜选五、六式；肝阳上亢引起眩晕、耳鸣者，可平肝潜阳，宜选用四、八式等。总体而言,心脑血管患者以练习前四段为宜。患者在练习过程中,根据自身实际情况可辨证选用相应的术式锻炼。

另外,还有吐纳导引术、导引保健功等,均可作为心血管病患者康复运动锻炼的方法。要尽量选择强度小、连续性强的运动方式。

三、散步

散步是心脏康复患者安全、简单、有效的锻炼方法,散步可以增强心肌收缩,增加心排血量,改善冠状动脉的血液循环。现代研究发现散步还可以对肥胖、高血糖、高血压、高血脂等危险因素有降低作用,对动脉硬化、冠心病等疾病有很好预防作用。散步养生首见于《黄帝内经》,提倡"春三月……夜卧早起,广步于庭",提出春季适宜进行晨起散步锻炼。从唐代孙思邈在《千金翼方·养性》中对散步养生的推荐,指出散步有"令人能饮食无百病"的效果,到清代曹廷栋的《老老恒言》列《散步》篇专论,详细论述了散步的意义、时间和方法。无不看出古代医家及养生家对散步养生保健的重视。

《老老恒言》言"散步者,散而不拘之谓。且行且立,且立且行,须得一种闲暇自如之态",散步作为一种为了锻炼或娱乐而随意行走的运动方式,也是冠心病康复运动中最基本的运动。散步应为心情愉悦、较为随意放松的状态,但它并不等同于随意走走,若方法不当对心脏康复无帮助,甚至可诱发病情加重。《老老恒言·散步》曰:"春探梅,秋访菊,最是雅事。风日晴和时,偕二三老友,搘筇里许,安步亦可当车。所戒者,乘兴纵步,一时客气为主,相忘疲困,坐定始觉受伤,悔已无及",强调了散步应量力而行,不得因个人喜好而增加运动量致使身体过度疲累。散步的时间一般可根据季节选择在清晨或傍晚时分。散步地点应选择空气新鲜、环境优美的地方,如庭院、公园或河边等,避免在人烟稀少的地方进行散步锻炼。雷雨天及大雪等恶劣天气避免进行户外散步,选择室内散步方式为主。《千金翼方·养性》曰:"鸡鸣时起……四时气候和畅之日,量其时节寒温,出门行三里二里,及三百二百步为佳,量力行,但无令气乏气喘而已。亲故邻里来访,携手出游百步。"提出散步的时间、天气和强度。

同时,患者需要根据自身病情和体质情况来把握散步的频率、强度、形式、持续时间和进展速度。散步的时间最短不少于 15 分钟,最长不超过 1 小时,一般以 20~30 分钟为宜。散步速度应因人而异,分为中等速度步行和快速步行 2 种。中等速度的步速为每分钟 110~115 步,每小时 3~5 千米,快速步行每分钟 120~125 步,每小时 5.5~6.0 千米。冠心病患者一般应采取中等速度。不同类型的冠心病患者,因年龄、体质状况不同,在开始步行时可根据情况适当地短休1~2次,每次3~5分钟,以后又循序渐进地增加步行速度和持续时间,直至达到每小时3~5千米的速度,步行30分钟可休息5分钟,每天2次。散步过程中要求患者在散步前及散步结束后的即刻、3分钟、5分钟各测脉搏1次,并做记录,以供制定合理的运动计划时参考。

散步运动还可以有热身期、运动调整期和放松期。《老老恒言·散步》曰:"久坐则脉络滞。居常无所事,即于室内时时缓步盘旋数十匝,使筋骸活动,脉络乃得流通。习之既久,步可渐至千百,兼增足力。"点出了散步先从轻量开始,根据身体情况慢慢增量调整。这种方法也适合心脏疾病患者早期康复。对于户外远行锻炼患者,需要有人陪护,返回时选择交通工具,以免运动强度过度,并且需要及时的休息调理。《老老恒言·散步》曰:"偶尔步欲少远,须自揣足力,毋勉强,更命小舟相随,步出可以舟回,或舟出而步回,随其意之所便。既回,即就便榻眠少顷,并进汤饮以和其气。"

四、劳动

劳动主要指体力劳动。古代养生家提倡"小劳",即不觉疲劳,或稍感疲劳,休息后可恢复。如《保生要录》曰:"养生者,形要小劳,无至大疲。故水流则清,滞则浊。"《千金要方·道林养性》曰:"养性之道,常欲小劳,但莫大疲及强所不能堪耳。"足见古代医家对小劳早有深刻的认识。中医认为劳动具有调节情志、舒通气血、舒筋健骨等功效。对于心血管病患者来说,适当地参加体力劳动有利于促进机体康复和心理健康。古代养生家重视在日常生活中进行劳动锻炼身体。《老老恒言·消遣》中"拂尘涤砚,焚香烹茶,插花瓶,上帘钩,事事不妨亲身之,便时有小劳,筋骸血脉,乃不凝滞",就指出了适当的日常生活劳作可有助于气血运行,筋脉活络。

心血管病患者在参加体力劳动前,进行康复运动评估判断自身的运动能力,制定合理的劳动康复计划。劳动康复方式:①日常生活型的家务劳动,如淋浴、穿衣、整理床铺、简单清洁房间等,适合于急性心梗早期心脏康复的患者;②缝纫及雕刻类的技巧性劳动,如轻木工类、工艺美术类、轻度机械性活动等,对于一般的心脏疾病患者较为适宜;③栽培种植类的田艺劳动,如养花种菜、浇水刨土等,适宜心脏耐受程度较高或较重体力时心脏活动不受限制的患者。

劳动康复方式和内容丰富多样,需因地、因时、因人而异来制订个体化运动方案,不能一概而论。人的生活环境不同,体质状况不一,四季的气候变化差异,患者应选用合理的劳动内容和方式进行康复锻炼。如春夏季节,多从事户外劳动;而秋冬季节,室内或庭院劳动较适宜。体弱气虚或老年患者,劳动强度应较小;而中年或体质较好患者,其劳动强度可适当增大。生活于郊区或农村患者,可进行力所能及的田园劳动;而生活于市区的患者,则可进行养花植草等劳动。

另外,患者在劳动创造中收获了勤劳的精神品质和生活创造的乐趣,这对患者实现回归社会有重要价值。

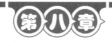

第八章 心血管病的现代研究

第一节　研究现状与展望

一、研究现状

(一)中医理论研究进展

近年来大家逐步地认识到,痰浊与血瘀证同样是中医心血管病的重要病机,有学者经临床研究发现痰瘀互结是心血管病的主要病理机制,痰瘀同治是主要的治疗法则。由于血瘀证诊断标准的建立,为中医药治疗心血管病提供了具有可比性的研究平台,血瘀证的研究更为大家所接受。而由于缺乏公认的痰浊证及痰瘀互结的诊断标准而常常为临床所忽视。

近年来随着现代医学对于易损斑块在冠心病发病中作用的研究不断地深入,冠心病瘀毒阻络的病机逐步受到重视。活动性炎症、脂代谢紊乱、易损斑块是急性冠脉综合征的主要病理基础,活动性炎症是重要的启动因素,这与中医毒邪致病理论有共通之处。

2004 年出版的《络病学》标志着中医现代络病理论的形成,应用络病理论探讨难治性疾病的中医病理机制与治疗,在心血管病的中医治疗领域取得了成效,开发出了治疗心绞痛、心律失常及心力衰竭的系列药物。

美国 Jefferson 教授 1985 年首次提出"双心医学"的概念,而国内发展较晚,直至胡大一教授于 1995 年提出,并在其倡导下 2014 年《中华心血管病杂志》发布了"在心血管科就诊患者心理处方中国专家共识"明确了"双心医学"的重要性,此共识从支持性心理帮助、药物治疗、放松训练与生物反馈技术、特殊疾病的处理、分工转诊及与精神科合作 5 个方面系统论述了具体治疗方案,其旨在加强对躯体疾病进行治疗的同时,注重对心理障碍进行干预。2022 年中国康复医学会心血管病预防与康复专业委员会、中国老年学学会心血管病专业委员会、中华医学会心身医学分会对该公式进行了更新，增加了中医方面具体临床处理的内容。双心疾病在祖国医学中并无准确概念，它是心血管病和精神心理障碍的共同表现，心血管病多属于"胸痹""心悸"范畴，而精神心理障碍与"郁证""脏躁"有关。"心者，五脏六腑之大主，精神之所舍也""人有五脏化五气，以生喜怒悲忧恐""悲哀愁忧则心动，心动则五脏六腑皆摇""人忧愁思虑即伤心"，古人认为情绪与五脏有关，两者相互影响，而与心最为相关，朱丹溪提出"人生诸病，多生于郁"，张景岳提出"因病而郁""因郁而病""郁由于心"的观点，与"双心疾病"的契合。"形神一体观"更阐明了双心疾病的发生发展，认为在疾病产生过程中，疾病的诊疗及预后离不开形与神的相互关系，精神刺激是情志疾病的危险因素，持续的情志刺激会由气及血，进而引起心血管病。有学者从心、肝、脾、肾、瘀毒、气络等角度提出了更加具体的研究。

(二)中医基础研究进展

急性冠脉综合征是近年来心血管病研究的热点。近年来，炎症与炎症因子介导的内皮功能异常导致斑块不稳定、血小板活化、凝血与纤维蛋白溶解系统的激活已经成为急性冠脉综合征病理生理变化的共识，也成为中医心主血脉的客观化基础。中医药相关研究从内皮功能紊乱、血小板活化方面的研究逐步延伸到易损斑块，在基础研究与应用基础研究领域形成了易损斑块、易损血液与易损人群的研究链，也是中医心血管病治未病的重要途径。目前相关研究在微观领域的研究已经深入到基因水平，而在宏观领域已经有初步的研究成果走向临床。

缺血预适应是防治急性冠脉综合征的另一个重要研究领域。近年来，众多研究小组的研究工作显示中医药在该领域具有良好的发展前景。缺血后处理已经成为该领域新的研究热点。

缺血性心脏病血运重建是西医学进展最快的领域，大量临床试验的循证医学证据不断涌现，并直接应用于临床。中医药基础研究主要涉及再灌注损伤的防治、后再灌注时代微循环障碍、介入治疗术后再狭窄的防治及中医药促进血管新生等。

中医药在该领域也有较多的研究工作，包括中医药对缺血性心脏病动物模型、患者血清学影响的研究，主要涉及儿茶酚胺、血管紧张素、脑钠肽等。

有学者在研究中发现血管内皮损伤也是冠心病发生的主要病理过程，痰瘀同治法可以明显修复血管内皮损伤，改善血管功能，缓解冠心病心绞痛。

(三)中医临床研究进展

中医药治疗心血管病的临床研究是中医心血管病学最为活跃的研究领域,特别是缺血性心脏病的研究,尽管较多临床观察研究存在实验设计不规范、入选标准不统一、疗效评价有缺陷等问题,但是已经有了长足的进步。临床流行病学研究逐步受到重视;基于循证医学的研究方法的临床工作逐渐增多;病证结合的临床模式得到广泛应用;中医心血管病诊疗的规范化工作有了良好的开端。

近年来,冠心病的中医药治疗研究在基础研究领域取得了引人注目的进展,但是在临床方面,尚缺乏具有循证医学基础的前瞻性临床研究。

1.冠心病心绞痛

有学者对文献资料进行统计发现,冠心病心绞痛的发病机制以正虚邪实、本虚标实为主,正虚以气虚为主,邪实首推血瘀。

有学者分析了大量行冠状动脉造影或介入治疗的患者中医证候与造影特点的关系,发现冠状动脉狭窄及梗阻病变患者血瘀证的出现频率明显高于冠状动脉正常者,随冠状动脉病变支数增加,血瘀证、痰阻证、痰瘀互阻证及气虚证明显增加。

近年来,随着临床流行病学观念的不断引入,以及对冠心病心绞痛发病机制认识的不断深入,中医临床研究呈现 2 个重要的发展方向:一是临床研究不断规范,开始有符合随机对照试验的较为严格的随机、对照、多中心临床试验报告。二是开始关注不稳定型心绞痛的临床研究。随着对不稳定型心绞痛的发病机制认识的不断深入,不稳定型心绞痛作为急性冠脉综合征的一个重要组成部分,与稳定型心绞痛有着不尽相同的发病机制和临床预后已经成为共识。

从循证医学的角度看,目前中医、中西医结合治疗冠心病心绞痛的临床研究在性别比例、诊断方法、西药在观察中的地位等方面尚存在一些问题,多数是没有随机、对照的临床疗效观察,缺乏以死亡、急性冠脉综合征等作为终点事件的临床流行病学研究。

2.冠心病急性心肌梗死

(1)临床流行病学研究:临床流行病学研究受到关注是 21 世纪以来中医药治疗急性心肌梗死的重要特征。

(2)中医证候学研究:对近 10 年来我国急性心肌梗死中医证候学研究方面文献资料的回顾性总结,重点对中医证候研究、辨证治疗研究、基本方治疗研究等 3 个方面加以分析。结果显示,急性心肌梗死最常见的中医证型依次是心血瘀阻、痰浊阻滞、气滞血瘀、气虚血瘀、心气虚、气阴两虚。目前存在的问题是缺少统一的分型标准、试验设计不规范等,尚需进行大规模、多中心的流行病学调查,开展对急性心肌梗死中医证候规范的研究,进行科学规范大样本的临床试验。

(3)临床治疗研究:近年来的研究显示,药物洗脱支架在冠状动脉介入治疗再狭窄防治方面呈现里程碑式的进展。实验显示,具有免疫抑制作用的天然大环内酯类抗生素西罗莫司涂层支架及紫杉醇涂层支架,可以有效地防止支架内再狭窄。目前国内尚有大蒜素、葛根素、大黄素涂层支架正在基础研究之中,这些涂层药物均具有一定的植物药背景,希望能够成为有前途的中医药研究成果。

使用频度高的前6种静脉制剂是川芎嗪、生脉饮、血塞通或血栓通、丹参、复方丹参和葛根注射液。中药静脉制剂单独或组合成三大类治法:活血法、益气活血法、益气法。中药静脉注射制剂已广泛应用于急性心肌梗死的治疗,在临床与基础方面的研究逐渐增多。中药静脉注射制剂在升高血压、治疗及预防心律失常发生、改善心功能等方面有良好的治疗作用,并在防止溶栓后心肌再灌注损伤、保护心肌方面取得了一定的疗效。但是相关研究样本例数少,研究设计不规范,疗效判定标准不科学,临床论证的证据强度不够。

3.充血性心力衰竭

充血性心力衰竭的基础与临床研究近年来取得了长足发展,心力衰竭是各种心脏病的严重阶段,5年存活率与恶性肿瘤相仿。据我国50家医院住院病例调查,心力衰竭住院率只占同期心血管病的20%,但死亡率却占40%,提示预后严重。慢性心力衰竭的治疗近年有了非常值得注意的转变,从短期血流动力学/药理学措施转为长期修复性策略,心力衰竭的治疗目标不仅仅是改善症状,提高生活质量,更重要的是防止和延缓心肌重塑的发展,降低心力衰竭的病死率和住院率。

近年来,多数学者在应用中医药治疗心力衰竭的同时对其疗效机制进行了探索,临床研究多采用温阳、益气、活血、利水等方法,同时观察患者血浆肾上腺素、血管紧张素、内皮素、一氧化氮、心房钠尿肽、脑钠肽等。有学者在大量临床观察的基础上分析充血性心力衰竭中医辨证分型特点,探讨充血性心力衰竭中医辨证分型的客观化指标,复制出具有气虚血瘀特点的充血性心力衰竭动物模型;并从多个角度,应用多种研究手段探讨中药治疗充血性心力衰竭的作用机制,并提出了气虚血瘀为充血性心力衰竭始动因素的观点。

目前,中医药治疗心力衰竭的临床研究已经开始关注患者的远期生存率和生存质量,但是尚无具有循证医学基础的临床流行病学研究报告。

4.心律失常

国内关于心律失常中药治疗或中医、中西医结合研究的文章并不少见,黄杨宁片、稳心冲剂、参松养心胶囊等中药制剂广泛应用于心律失常的治疗,但是尚没有与心律失常相关的临床流行病学报告。

5.高血压

随着当代医学模式向循证医学模式的转变和对高血压研究的不断深入,人们越来越多地认识到高血压综合治疗的重要性。高血压的中医、中西医结合研究在世纪之交也随之发生了一些变化。一方面是从单纯追求血压下降转变为中西医结合努力提高患者的生存质量,世界卫生组织生存质量量表等与生存质量有关的量化指标被较多地应用于临床研究。另一方面是更加关注中药对高血压终点事件可能的影响,研究者希望通过研究发现能够影响高血压患者生存问题的中西医结合治疗方法。但是在这方面目前更多的是在应用基础研究层面上,如中医药对高血压患者动脉硬化斑块的影响、对内皮功能的影响、对血小板活化的影响、对血液流变学的影响等,而尚缺乏临床流行病学的研究结果。

6.糖尿病

研究显示,糖尿病亦是冠心病的重要危险因素和等危症。队列研究显示,糖尿病对于冠心病的相对危险度高于传统的危险因素高脂血症和吸烟,排在高血压之后,位列第2位。

中医药防治糖尿病,已有两千多年的悠久历史,临床方药丰富,用药安全、有效,近年来中医药防治糖尿病的思路和主线主要是从独立降糖和改善治疗并发症两方面开展的,证实了中医药可明显改善症状,巩固降糖效果,并且具备一定的独立降糖作用,并可同时兼顾多种并发症。其特色和优势:2型糖尿病前期预防,减少与糖尿病相关的糖脂代谢疾病发病;中西医结合治疗,减少西药用量和种类;改善临床症状和体质,提高生活质量;防治糖尿病并发症等。

7.其他研究领域

近年来,缺血性心脏病成为心血管病的研究热点,相关研究也成为心血管病中医药防治的主要研究领域,研究报告也较多。相对而言,膜性心脏病、心肌病及心肌炎等研究报告较少,但仍有较高水平的研究成果出现。

二、学科展望

中医学具有"治未病""整体观念""辨证施治",以及"简、便、廉、捷"的特色优势,应该充分发挥中医药的这些特色优势,形成自己具有中医特色的发展方向。

(一)制定中医心血管病的诊疗标准

诊疗标准的不统一及缺乏有效的、切实可行的临床思路是阻碍中医持续发展的主要因素。因此,沈绍功教授提出中医单元式组合临证法,临证时应抓住突出舌脉特点,以舌诊分清虚实使中医临证有章可循,有法可依。

(二)充分发挥中医治未病在心血管病治疗中的特色优势

中医心血管病学科应该充分发挥这一领域的优势,在冠心病防治中发挥自己的作用。目前的问题是,相对于大量针对心血管病的中药面市,心血管病防治的循证医学证据明显不足。

(三)充分发挥整体观念在心血管病治疗中的特色优势

整体观念是中医的特色,现代西医学研究的药物作用靶点较为单一,而大量中医药基础研究显示,中医药的特色优势在于中药的多点综合效应。目前面临的问题是,如何将大量的中医药基础研究迅速转化为临床效益让广大患者获益,这应该成为中医心血管病学学科重要的发展领域。

(四)充分发挥辨证施治在心血管病治疗中的特色优势

辨证施治是中医的特色,改善患者生存质量是中医学的优势领域,应该在心病学学科得以发挥。医学学科需要解决生存和生存质量两大问题。尽管西医学改善患者生存的循证医学证据不断涌现,但是仍然不能解决许多患者"规范化"治疗后存在的许多身体上的"不适感",一些患者的生存质量没有得到改善甚至因为"治疗"而降低。中医药学的整体观念和辨证施治可以在改善患者生存质量方面发挥优势。目前多数中药临床研究显示,中药临床疗效与对照药物疗效相当,但是中医的辨证施治在改善全身证候方面具有优势,提示中医辨证施治的个体化诊疗方案在改善患者生活质量方面可能具有自己的特色。因此,应该在这方面进行专门的深入研究。

(五)充分发挥中医"简、便、廉、捷"在心血管病治疗中的特色优势

"简、便、廉、捷"是中医的特色,应该得到更加充分的发挥。在仍然处于经济相对不发达的中国广大农村地区、城市基层社区卫生服务网点、国家基本医疗保险中,便捷有效的中医疗法仍然是人民群众防病治病的重要手段。有研究显示,在高血压的急诊治疗中,中医针刺可以有效降低患者的血压,即刻效果与应用西药硝苯地平、卡托普利效果相当。这些便捷有效的中医疗法,应该深入挖掘、整理并加以推广,特别是在农村医疗、社区卫生和基本医疗保险领域的推广应用。

(六)加速心血管病中医诊疗的规范化研究

中医心血管病学学科另一个重要的发展方向是心病诊断与治疗的规范化研究,也是中医心血管病领域亟待解决的问题。目前有大量的心病基础研究报告,却没有转化为临床效益;有大量的临床研究报道,却缺乏科学的循证医学的证据;有大量的中药新药面市,却缺乏规范化应用的指导。在今后几年内,中医心血管病学科应该把规范化治疗作为重要的发展领域。

第二节 研究思路与方法

一、研究思路

中医理论体系是建立在中国数千年丰富的临床实践基础上,从临床实践上升到理论,理论又指导实践,不断反复、修正和完善,逐步形成自身独特的理论体系。它不同于建立在实验医学基础上的现代医学体系,因此不能仅仅套用现代医学的研究方法来研究中医,必须充分考虑中医的特点,摸索出适合中医特点优势的一套临床科研思路和方法。当前,在中医治疗心脏疾病的临床研究中,既要考虑现代医学疾病的发展规律及其在各阶段的临床表现,又要遵照中医理论体系及其辨证论治的规律,出现许多不协调之处。也正因为如此,为临床研究提供了更多可能的切入点,所以,中医心血管病学的思路创新是迫切需要深入研究和解决的重要问题。

(一)应当继承和发扬传统医学的特色与优势

中医药临床研究应具有持续性,并提供一定的深入发展空间,因此,从既往的研究基础及积累中发现研究可能,寻找创新点便尤为重要。名老中医经过长期临床实践所积累的丰富诊治经验、民间广为流传的独特诊疗方法以及中医药文献的海量资源皆是中医心血管病临床研究出发的重要途径。对于中医心血管病学的临床研究,既往研究的积累不但为临床研究的思路提供了可能的切入点,也是进行临床研究的重要基础。在心血管病的临床实践中,中医药治疗对于一些特定的疾病,如慢性心功能不全、心律失常、病毒性心肌炎后遗症等具有一定优势。此外,对于疾病并发症的预防、疾病的预后改善、疾病的康复等方面也独具特色。

近些年来,随着生活节奏的增快,心脏疾病患者趋于年轻化,"胸痹""真心痛"不再是老年人的专利。2015 年 4 月 10 日,广东省医师协会会长在会上特别强调:未来 10 年将是我国应对心血管挑战、实现医疗保健服务的战略转型期,必须建立心血管治疗的新常态,拥抱互联网和大数据等新技术来颠覆医疗。所谓新常态,先进的诊疗设备只能协助尽早发现问题的存在,对症治疗才是治愈的根本,中医"因人制宜"的独特辨证论治显得尤为重要。重视辨体质辨病在心脏疾病辨证论治中具有重要的指导性,而且这三者密不可分,辨体质是辨病、辨证的基础,辨病是与辨证紧密联系的环节,辨体质辨证决定选方用药的关键将这一模式运用到临床中最能突出"以人为本"中医辨证论治中个体化诊疗的优势。

(二)应当明确中西医之不同,充分发挥中西医结合优势

中医与西医对疾病的诊断和治疗方法形成了各自的认知,在许多问题的认识上存在矛盾及交叉之处,但正因为如此,也为科学地阐明中医理论的本质开辟了新的思路。如各种脉象与西医的心律失常类型有什么联系,心悸的证型与心脏及血管功能什么关系,水肿的证型特点与西医水肿发生病因之间的关联等。在选题的过程中,亦应该发现西医的空白点,从而寻找中医心血管病研究点,如部分期前收缩的患者拒绝射频消融治疗,西医的治疗方式便尤为局限,此时中医药治疗的介入便发生许多可供研究的突破点。寻求证和病在疾病某一阶段的相互联系与差异是证病结合的关键所在。在中医辨识疾病某阶段临床症状所属性质(寒、热、阴、阳)的过程中,尽可能赋予量化的内容。在此基础上,进一步分析研究现代医学量化检测指标和症状轻重的相关规律;在中医辨病过程中,吸取西医学疾病包括病理、生理改变的认识,运用中医传统理论,把握心脏疾病某阶段具有的特殊症状的病机特性、证的归属及其病理生理改变和中医病机、证的联系。两方面的有机结合是中西医结合临床心脏病研究的结合点。

(三)紧密结合现代医学临床研究方法

流行病学是研究人群中疾病分布和发病因素的一门科学,其研究工作主要是基于对自然环境下人的直接观察,设计、衡量、评价是临床流行病学的核心内容和方法。近年来,应用流行病学方法开展的中医药学的临床研究已经为人们广泛接受。其中,中医临床研究的生命力在于疗效,提高疗效是中医心血管病临床研究的核心任务。中医临床的优势之一是因人、因时、因地制宜的个性化诊疗体系,中医理论的整体观、辨证论治的精华全部体现和包容于中医的个体诊疗过程中。如何进行中医心血管病临床疗效评价研究是关系到如何发挥中医自身优

势的关键问题,亦为一重要的临床研究思路。信息科学是以信息为主要研究对象,以信息的运动规律和应用方法为主要研究内容,以计算机等技术为主要研究工具,以拓展人类信息功能为主要目标的一门新兴学科。中医临床研究与信息科学方法的结合也成为了近年来快速发展的热点。严格来说,目前中医临床研究应用较多的数理统计方法亦为信息科学研究方法中重要的一类。信息科学方法已在中医辨证论治的标准化和客观化的发展中提供了不可代替的积极促进作用。从信息科学研究方法中探寻中医心血管病学的研究思路,亦为目前主流研究不可或缺的途径之一。

循证医学,是遵循证据或以证据为基础的医学。循证医学的核心思想是在医疗决策中将临床证据、个人经验与患者的实际状况和意愿三者相结合。临床证据主要来自大样本的随机对照临床试验和系统性评价或荟萃分析。理论上,循证医学方法可用于中医证候诊断的客观化研究、中药和中医疗法的疗效、安全性和成本费用的评价,以及评价指标体系的建立,能够以客观的证据取得国际上的认同,从而在更大范围内发展中医药学。目前,中医心血管病学在循证医学研究方法的进展方面仍处于萌芽阶段,具有极大的可探索空间。

二、研究方法

(一)观察法

观察法是在自然条件下对自然现象进行考查的一种方法。医学研究中,不采取干预手段,在自然条件下观察人体的生理现象以及疾病或病理现象的自然发展过程,是观察法的特征。在自然条件下进行观察,并非意味着漫无目的、没有头绪,实际上,科学观察须遵循严格的规则如随机、对照以及分层等方法,并且有明确的目的性与严密的组织性和计划性。

临床观察,通过视觉或其他感觉器官,获取人体生理、病理过程的信息,进行客观描写,记录、积累感性经验,是最早、最基本的医学研究方法。然而,研究者的直接感知能力毕竟是有限的,随着现代科学技术的发展,临床观察越来越多地借助于科学仪器的分析结果。

在实验动物身上观察生理现象与病理改变,在现代医学研究中的价值越来越大,但这不意味着临床观察价值的降低,毕竟,人与动物终究有差别,在实验动物身上观察到的研究结果,与人体情况不一定相符。实际上,即便在人类本身,不同族群的遗传倾向与疾病易感性均有所不同。

中医的临床观察,是在中医基础理论指导下进行的。望、闻、问、切是中医临床观察的主要传统手段,既包括视觉感官的运用,也包括听觉、触觉与嗅觉的使用,总之,使用的都是研究者的直接感知能力。目前还缺乏公认、可靠、有效的仪器设备以协助中医的临床观察。观察对象的自觉症状,是患者用自己的语言或文字进行表达,它既可能受到研究人员提问方式的影响,也可能受到患者自身主观意识与语言表达能力的影响;研究人员对信息的获取,还受到自身心理、意识与体力状态的影响;中医的切脉,还受到研究人员自身经验水平的影响;望、闻、问、切所获取的结果,属于定性而非定量资料。这些非客观因素的存在,对中医的研究都构成了很大的挑战。加强中医观察方法技能的训练使其尽量标准化,将患者症状程度与望、闻、问、切的结果进行打分以综合评估,在一定程度上可以达到定量化,从而利于统计分析,在中医观察研究中已得到广泛运用。

中医、西医,虽然理论基础截然不同,但目标基本上还是一样的,即尽可能缓解病情,改善生活质量,甚至治愈、延长患者生命。因此,中医研究可以借用西医的一些观察手段,作为对自身疗效判断标准的一部分,如对心力衰竭的疗效判断,可以使用心脏超声检查的左心室射血分数;对于冠心病的疗效,可以使用冠脉造影或计算机体层血管成像,观察治疗前后的冠脉狭窄与斑块大小、易损性的改变等;当然,也可以采用循证医学的观察指标如对病死率的影响等。

(二)实验法

实验法在规定实验条件下对研究对象进行考察,以便观察研究对象的变化与结果的关系,是科学研究中感性认识层面的另外一种认识方法。为了更好地对实验对象进行考察,实验法要求对实验对象进行人为的干预,并观察这种干预对实验对象的影响。

观察法不施加任何干预因素,是在自然条件下对研究对象进行观察。而实验法则是通过控制实验条件,使所需观察的实验对象或某个现象、过程被分离出来,通过直接或间接的干预,获取干预导致改变的数据。实验成功的最基本标准是实验结果的可重复性。运用实验法进行研究,必须要有科学的实验设计、必要的实验手段和熟练的操作技术,其中最关键的是实验设计。无论实验手段多好,操作多么熟练,缺乏优良、严密的设计,都会导致实验结果的不可信。

在医学研究中,在科学的理论或假说的指导下,实验法通过控制一些因素,人为地改变机体的一些条件,施加一些因素,把复杂的生理与病理过程简化、纯粹化进行研究。机体由各种系统、器官、组织与细胞构成,进一步可划分到各种分子结构,不但结构非常复杂,而且具有各种各样的生命过程。单纯的观察难以发现各种现象、过程之间的客观联系,然而,通过人为的干预,实验法却能揭示其内在的联系。如 100 多年前,人类就发现动脉粥样硬化斑块部位存在着脂肪沉积,虽然因此可以合理地怀疑脂肪代谢障碍与动脉粥样硬化存在着一定的联系,但不能因此判断二者之间存在着因果关系;现代临床试验表明,通过降低血浆低密度脂蛋白胆固醇,在一定程度上可以稳定甚至逆转动脉粥样硬化斑块,并有效改善动脉粥样硬化患者的预后,因此,血脂代谢紊乱与动脉粥样硬化之间的因果联系,在一定程度上,已经得到公认。

自古以来,中医药的发展也是在实验研究中不断发展。最早的神农尝百草与后世医家的大量医案,从现代研究的观点来看,虽然不是很规范,分别可以视为药物实验研究与中医临床试验研究。为适应现代社会的发展,中医药科研应该而且必须采用设计更可靠、更严密的试验方法。20 世纪 50 年代某些临床医师对针刺疗法改善聋哑的疗效进行了探索,他们的结论是针刺疗法对改善聋哑症具有良好的疗效,然而至少有部分患者接受了针刺疗法与发音训练两项治疗手段,但并没有统计单纯针刺部分患者的疗效,也没有把单纯发音训练患者作为对照,因此,这些研究者的结论经不起推敲,也难以被别的研究所重复。

(三)归纳与演绎

由观察法或实验法所获得的数据均属于感性数据,只有对之进行思考、分析、推理,运用理性思维的方法,发现其背后的本质、规律,才能对之进行应用,更好地服务人类。

归纳法是从个别到一般的推理方法,即由对个别或特殊事物的判断推导而出对一般事物的判断。如人体是由细胞构成,鱼的机体也是由细胞构成的,树的基本单位也是细胞,由此推论一切生物体都是由细胞构成的这一普遍性判断,即是一种归纳法的应用实例。

归纳法可分为完全归纳法与不完全归纳法。完全归纳法是对全部个体进行考察后进行归纳,得出一个普遍性结论。在科研活动中,因为同类事物的数量可能是极其庞大的,对每一个个体都做考察是不现实的,因此,有时候通过对某类事物的部分个体进行考察发现其具有共同属性时,就推理该类事物都具有这个特性,这种推理方法属于不完全归纳法。不完全归纳法的结论,有可能是正确的,也有可能是错误的。

为提高不完全归纳法的可靠性,最好是掌握事物的因果联系,根据对该类事物中部分个体及其属性间必然联系的认识而推论出该类事物的普遍特性的结论。这种归纳法,被称为科学归纳法。

与归纳法相反,演绎法是从一般到个别的推理方法,即由普遍现象、原理推导出对个别情况的判断。演绎有多种形式,其中最主要的是三段论法,由大前提、小前提和结论三部分组成。如血瘀证患者可以进行活血化瘀治疗,血瘀型胸痹存在血瘀情况,故血瘀型胸痹可以进行活血化瘀治疗。

演绎法的特点在于只要前提正确,推理过程合乎逻辑,则结论必然正确。在具体运用演绎法时,必须注意推理前提的可靠性,它们应该是经实践证明了的理论、规律,否则结论就可能是错误的。

归纳法与演绎法是进行推理的两种不同方式。前者是积累各个个体的资料、数据,然后归纳出一般的认识,得出一个普遍性的结论;后者则是由先有的一般认识或公认的原理、事实作为前提,分析对各个个体的认识。在科学思维中,这两种思维可以起到相互补充、相互渗透的作用。

(四)比较、分析与综合

自然界各种事物之间,以及同一类事物的不同个体之间,往往存在一定的相似性,并具有各自不同的特点。通过比较各种事物以及同一类的不同个体之间的相似性尤其是不同点,进而探讨其中的机制以及对事物及其个体生存、发展、衰亡的意义,即为比较法。医学研究中常常需要使用比较法。比如,肥厚型心肌病常发生于某些家族,通过比较这些家族与正常心脏家族遗传基因的不同,往往可揭示病因。中医药研究中也可以使用比较法。比如,对于胸痹(心血瘀阻证),是丹参饮还是血府逐瘀汤效果好,虽然从方证分析上,可以获得很多有用的信息,但毕竟是属于理论性的东西,如想获得确切性结论,就需要有具体的实证证据,此时可以采用比较法进行检验。

使用比较法,要注意不同分组之间的可比性。首先,要进行比较的对象之间存在着共同的属性或联系;其次,比较二者之间的差别,必须将要比较的对象置于相同或尽量接近的条件下进行比较,如在比较血管紧张素转化酶抑制剂与钙离子拮抗剂的降压疗效时,若忽视人种因素的影响,其结论可能就有问题。实际上,在干预研究中常常需要考虑年龄、性别、生活习惯、伴发疾病以及病情进展程度等对观测指标的影响,以避免结论的偏颇。

在具体研究时,思维上将完整的研究对象分解成各个组成部分或属性,然后进行考察,这种研究方法即为分析法。人体具有非常复杂的结构与功能,是统一、完整的有机体,而且各个部分之间存在着密切的联系,在现实中是不可分割的。为了研究的需要,思维上将其某个部分或属性从整体中分离出来,然后进行考察,这样,既简化了研究内容与程序,又可以借此进行深入、细致的考察。

与分析法相反,综合法是在思维中将研究对象的各个组成部分或属性整合成统一的整体进行考察。若将研究局限于几个具体的指标而没有从整体上进行考察,对研究对象的各个部分、各个方面、各个层次的情况不了解,就有可能"一叶障目,不见森林"。

分析与综合是达到理论认识的两种重要思维方式,既相互对立,又相辅相成。没有综合的分析,则只能得到片面的、局部的、零碎的认识,无法看到事物的全貌;没有分析的综合,只能获得对事物的笼统的、肤浅的认识,无法发现事物内在的相互联系、相互作用。在认识过程中,只有将二者结合起来,相互渗透、相互补充,才有可能全面、深刻而精确地认识事物的本质及其规律。

(五)抽象与概括

抽象是指对同类事物,将其共同的本质属性、特征或其必然联系抽取出来而舍弃其非本质属性与特征、非必然联系的思维方式。概括则是将同类研究对象的共同特征、属性连接起来,或者将个别研究对象的某种特征、属性推广至同类研究对象中。

在感性认识阶段,研究对象的各种特征及其与外部的联系纷然杂陈,它们虽然已经被人的各种感官所接触、感受,但其本质特征、属性还淹没在各种非本质特征与属性之中,其内在的规律,内部之间以及与外部的联系、相互作用还无法显现出来。抽象过程的作用正在于从纷杂的各种属性、特征中找出它的一般属性、特征及其内在、外在的各种联系、相互作用。

科学抽象是在感性认识的基础上发现并提取研究对象某一或某些本质特征、属性和各种联系,以概念、范畴和规律的方式进行确定,因此,科学抽象来源于感性认识,但对研究对象本质的认识是感性认识所不能企及的,它比感性认识更深刻、更全面。

在医学研究中,从样本的实验结果分出必然与偶然,做出适合该实验的结论,即为抽象法在医学领域中的应用举例。将该实验的结论推广至样本所代表的所有个体,就是概括法。科学归纳法由个别到一般、由局部到整体,也属于概括法。

科学概念的形成同样离不开概括法。中医的阴阳、五行学说,理论上应该是古人通过对个别事物的考察后所获取的结论,然后将之推广至所有人类以及自然界,形成对万事万物包括人与自然的一个基本认识。在这过程中,既体现了抽象思维过程,也体现了概括思维过程。

第三节　研　究　内　容

一、"证"本质研究

近年来许多学者对五脏证、阴阳证、寒热证、血瘀证等的本质进行了深入探讨。如根据中医脾主运化，主肌肉，主统血，与卫外功能密切相关等特点，对临床脾虚证患者或脾虚证动物模型的胃肠运动、胃肠激素、唾液淀粉酶活性、木糖吸收率、血清蛋白、氨基酸含量、血液流变学、微循环、血小板聚集功能、T淋巴细胞亚群、淋巴细胞增殖变化、可溶性细胞黏附分子、白细胞介素、微量元素等进行了研究探讨，这就为中医脾虚证本质研究积累了丰富的临床和实验资料。归纳起来，目前证本质研究的思路又主要有以下几点。

(一)实验研究

在中医理论的指导下，充分吸收现代医学实验之长，利用动物与人类共性的特点，模拟中医传统病因，建立证的动物模型，揭示中医"证"的本质。据此，研究者制作了百余种证的动物模型，对揭示各类证的本质作出了重要贡献。其方法主要包括以下2个方面。

1.特异性指标

采用还原分析的研究方法，建立某一证的动物模型，研究其发生机制或本质。

2.病证结合

随着对证本质研究的不断深入，研究者发现中医学中的某一个证可见于多种不同的疾病中，而某一种疾病在不同的疾病阶段其临床的证候又是在不断变化的。由于疾病性质和传变规律的自身差异，相同的证在不同疾病中，必然受每个病基本矛盾的干扰而有所差异。如同是脾虚证，泄泻病主要表现为大便时溏时泄，迁延不愈，稍进油腻之食则便次增多；痿证则主要是肢体逐渐萎软无力，肌肉消瘦；而崩漏病则是经血非时下，崩中漏下，色淡质稀。因此，人们推测证的本质不可能是某一单一指标或某一系统功能改变，证本质的研究必须与病结合，以病为经，以证为纬，病证结合才更能从疾病的整个发展过程中正确地把握证本质。因此采用复制病证结合模型，来探寻证的本质。

(二)临床研究

由于中医学是以观察生命现象为前提的,其特有的理论和概念都是在长期的临床实践中逐渐形成的,并非来自实验室,因此许多学者从临床实践出发,观察证的客观物质基础。其研究方法主要有以下几点。

1.单一证研究

不考虑病的因素,不关注疾病的类别,在临床上根据某一证的诊断标准,选择一些符合该证诊断标准的病例作为受试对象,并以健康人或其他相关证型作为对照组,观察某些指标的改变。心气虚是患者的自我感觉及外在表现,而心脏病理改变导致心脏功能不全则是心气虚的内在改变。故心功能的测定及动态观察,可为心气虚患者临床的辨证、疾病的轻重、治疗的效果、预后的观察提供可取的客观参数。

2.复合证研究

在对证的研究过程中,人们常采用"以方测证""以效测证"或"以效测因",由此造成对方药功效的判定常常相当随意。如由"制何首乌、黄芪、当归、女贞子、锁阳、葛根、远志、石菖蒲"组成的方剂被研究者称为"益肾化浊法",由"黄芪、续断、党参、茯苓、甘草、当归、川芎、白芍、细辛、秦艽、独活"组成的方药被研究者认为是"补益肝肾法"。研究者注意到,临床患者所具有的证往往并非纯粹意义上的单一证,而是多兼有他证,我们称这种现象为复合病机。临床许多病证皆以复合病机为主要特征,客观上,证的复杂性(如动态、时空)远非某一治法的方药所能应对,复合组方辨治通常能够提高临床疗效。如临床某患者被判断为肾阳虚,往往夹有不同程度的其他脏的阳虚或气虚,寒、湿、水、饮、血瘀亦或多或少有不同程度的存在,所以肾阳虚状态下兼夹、复合其他病机的情况是多样的。因此,以补肾阳方药治疗有效所测出来的证必然难以全面地、真实地表明患者当前的全面真实的证。

3.规范化研究

相对于证本质研究而言,人们对有关证的规范化的必要性似乎疑义不多。此前,国内中医领域制定了一系列的证候诊断(辨证)标准,这些标准多从证候层面出发,设立主症、次症,并依据证候对证确立的贡献度而制定不同的量化分值,这种方法多年来一直被作为临床试验研究的主要方法。但仅以某些特定证候信息(症状+体征)对某一证的贡献度而言是始终难以确立的科学问题。

总之,不管是实验研究还是临床研究,对证本质的研究都有促进作用,但中医"证"本质从古至今就是一个模糊的概念,不同的医家对证本质的理解和解释是不一样的,准确阐释证本质的深刻内涵不仅需要现代科学的方法,也需要从历史沿革和文化背景等方面做出恰如其分的评价,既不能扩大证本质的范畴和实质,也不能将证本质的概念狭隘化、机械化。

二、中医心血管病诊疗规范和标准的研究

中医心血管病是一个在现在医学分科制度下的产物,古代文献中没有此名,但与中医心血管病相关的或类似的记载散见于大量的古代医籍中,既然是散在的,就不会形成诊疗的规范和研究标准,所以中医心血管病的诊疗规范和研究标准应该是始于中华人民共和国成立之后,中西医结合为此做出了巨大贡献。中医心血管病的临床诊疗规范作为规范中医诊疗行为、促进中医药推广应用的有力手段受到政府和专家的高度重视。该时期,中医药事业蓬勃发展,随着中医临床、教学、科研工作的逐步开展,对临床常见多发的中医病证的整理与规范也达成了一些共识,出台了一些规范化研究成果,如国家中医药管理局发布的中华人民共和国中医药行业标准——《中医病证诊断疗效标准》中将以胸闷心痛为主症的疾病命名为"胸痹心痛",指出"胸痹心痛"是由邪痹心络、气血不畅而致胸闷心痛,甚则心痛彻背、短气喘息不得卧等为主症的心脉疾病,证候主要分为心血瘀阻、寒凝心脉、痰浊内阻、心气虚弱、心肾阴虚和心肾阳虚六类,多见于冠状动脉硬化性心脏病。以心跳异常,自觉心慌悸动不安为主的病症命名为心悸,是由心失所养或邪扰心神所致,证候主要分为心虚胆怯、心脾两虚、阴虚火旺、心血瘀阻、水气凌心和心阳虚弱,多见于心脏神经症及心律失常。2021 年国家标准化管理委员会发布的中华人民共和国国家标准——《中医临床诊疗术语-证候部分》中将心系疾病从心寒证、心热证、心虚证、心神不宁、心血瘀滞证、心经证 6 个方面,详细规定了中医心血管病的证候术语,为客观规范研究中医心血管病提供了可行性。

由于缺少现代流行病学前瞻性研究,一些临床报道的证型不规范,没有统一的称谓,有很多超出标准之外,导致中医心血管病学的中医病名及证型研究,仍然处于不统一状态。为了实现中医心血管病学中医辨证的量化、客观化、统一化,首先应采取现代流行病学方法,在现有标准的基础上,制定"中医心血管病学诊断及辨证量表",借鉴西方医学诊断模型的经验,以中医、中西医结合做科研主体,吸收有关学科专家进行攻关,做前瞻性、多中心和大样本临床调查,确定标准证型,建立中医心血管病规范的证与病的结构形式。制定中医心血管病的证型规范名称,弄清中医心血管病中哪些证型最为常见,需确定哪些基本证型,各证

型的关系怎样,辨证条件是什么,证型与心脏病的分期、分型之间有何联系,客观检测指标对中医心血管病辨证分型有何影响等,使之能反映中医心血管病的病理演变规律及病证相关关系,实现辨证诊断的客观化和规范化。其次探讨常见证候及相关的检查检验指标,采用证候记分等方法,利用计算机和大数据平台进行多元分析、主成分分析等统计学处理,用判别方程来规范辨证,量化辨证标准,对规范的辨证标准,对指导中医心血管病学临床治疗及其研究,或许更有现实意义。

三、中医心血管病治法研究

(一)针对中医传统的病名或证型进行治疗

此种治法多见于较早期的临床经验总结或观察,采用的病名也多是中医传统的病名,如"胸痹""真心痛""喘证"等。治疗原则的确立往往参照传统中医学的认识制定,采用单纯或复合的治疗方法,如活血化瘀、健脾利水等。如将胸痹作为一个病来进行治疗,胸痹的记载最早见于《黄帝内经》。《灵枢·五邪》指出:"邪在心,则病心痛"。《灵枢·厥病》有"真心痛"之说,谓:"真心痛,手足青至节,心痛甚,旦发夕死,夕发旦死。"《金匮要略》对胸痹进行了专门的论述。最新版《中医内科学》将胸痹分为心血瘀阻、气滞心胸、痰浊闭阻、寒凝心脉、气阴两虚、心肾阴虚、心肾阳虚 7 个证型。由此例可见无论病名、症状、治法、方药均来自传统的中医学认识。

虽然按照如上的治疗方法,疾病的中医诊疗特色被顽强地保留了,但在现代社会和现代医学模式下,如不结合西医学的检查措施明确诊断则容易漏诊或忽略重大疾病,造成一定的不良后果。

(二)中西医结合的诊断和治疗

中西医结合的诊断和治疗是目前的主流,并且被普遍采用,这样的治疗方法,可使临床医师在对疾病诊断明确后进行治疗,极大地避免或减少了漏诊或误诊;疗效评价也比较容易被人接受或认可,其研究成果也相对容易被表达。中西医结合心血管病诊治研究是近年医学研究的重点和热点之一,从理论到实践,在正确掌握中西医结合治疗的时机和策略方面已取得了显著进展;如内科治疗在心血管病常规治疗的基础上加用中药,即采用中药加载治疗的模式,已在提高心血管病患者的活动耐力、降低病死率、促进心血管病围术期的康复等方面取得了较好效果。

中西医结合治疗不但可将中西医两套理论进行有机结合,而且可使中药疗效在某些生化指标等实验室检查方面得以体现,更加客观;中西医结合的诊疗方法也越来越受到广大临床心血管病医师和患者的接受和认可。但如何正确掌握中西医结合治疗的时机、中西医结合与现有诊疗指南的相容性评价、心血管病的现有证候诊断标准不甚完善、无相应中西医结合诊疗规范等依然是心血管病中西医结合科研工作开展依然存在的问题,还亟待进一步解决。

四、中药新药的临床研究

中药新药的安全性、有效性最终必须通过临床试验加以证实,中药新药临床研究如何保持和发挥中医药学的自身优势,同时又吸收现代科学的研究成果,采用和实施国际公认的药物临床试验质量管理规范制定的,符合伦理要求的科学的程序和方法,这是我们面临的新课题。我国的中药新药临床研究经历了很长时间的探索和完善后,在课题选择、研究设计和管理水平等方面都有了很大的提高。随着科研水平和科研手段的不断进步,临床研究的水平、手段和评价方法也在不断提高,相关规定也在不断充实和完善。

为临床提供有效、安全的中药制剂,是包括中医心血管病学界同仁在内的中医药临床、科研人员共同努力的方向。中药新药临床研究的基本要求如下。

(一)中药新药的注册分类

按我国现行的《药品注册管理办法》,中药、天然药物新药注册分类有 9 种情况。注册办法规定,中药是指在我国传统医药理论指导下使用的药用物质及其制剂;天然药物是指在现代医药理论指导下使用的天然药用物质及其制剂。

1.未在国内上市销售的从植物、动物、矿物等物质中提取的有效成分及其制剂

未在国内上市销售的从植物、动物、矿物等物质中提取的有效成分及其制剂是指国家药品标准中未收载的从植物、动物、矿物等物质中提取得到的天然的单一成分及其制剂,其单一成分的含量应当占总提取物的 90% 以上。

2.新发现的药材及其制剂

新发现的药材及其制剂是指未被国家药品标准或省、自治区、直辖市地方药材规范(统称"法定标准")收载的药材及其制剂。

3.新的中药材代用品

新的中药材代用品是指替代国家药品标准中药成方制剂处方中的毒性药材或处于濒危状态药材的未被法定标准收载的药用物质。

4.药材新的药用部位及其制剂

药材新的药用部位及其制剂是指具有法定标准药材的原动、植物新的药用部位及其制剂。

5.未在国内上市销售的从植物、动物、矿物等物质中提取的有效部位及其制剂

未在国内上市销售的从植物、动物、矿物等物质中提取的有效部位及其制剂是指国家药品标准中未收载的从单一植物、动物、矿物等物质中提取的一类或数类成分组成的有效部位及其制剂,其有效部位含量应占提取物的50%以上。

6.未在国内上市销售的中药、天然药物复方制剂

(1)中药复方制剂:应在传统医药理论指导下组方,主要包括来源于古代经典名方的中药复方制剂、主治为证候的中药复方制剂、主治为病证结合的中药复方制剂等。

(2)天然药物复方制剂:应在现代医药理论指导下组方,其适应证用现代医学术语表述。

(3)中药、天然药物和化学药品组成的复方制剂:包括中药和化学药品,天然药物和化学药品,以及中药、天然药物和化学药品三者组成的复方制剂。

7.改变国内已上市销售中药、天然药物给药途径的制剂

改变国内已上市销售中药、天然药物给药途径的制剂是指不同给药途径或吸收部位之间相互改变的制剂。

8.改变国内已上市销售中药、天然药物剂型的制剂

改变国内已上市销售中药、天然药物剂型的制剂是指在给药途径不变的情况下改变剂型的制剂。

9.仿制药

仿制药是指注册申请我国已批准上市销售的中药或天然药物。

(二)中药新药不同分期临床研究的技术要求

申请新药注册,应当进行临床试验,临床试验分为Ⅰ、Ⅱ、Ⅲ、Ⅳ期。

1.Ⅰ期临床试验

Ⅰ期临床试验主要目的包括初步的临床药理学及人体安全性评价试验。观察人体对于新药的耐受程度和药代动力学,为制定给药方案提供依据。根据《Ⅰ期临床试验管理指导原则(试行)》Ⅰ期临床试验还可以进行初期的药物活性测定,以及初期的药效学评价。

Ⅰ期临床试验设计可以是开放的、自身对照的,为避免受试者的主观偏倚,也可以采用随机盲法、安慰剂对照。由于Ⅰ期耐受性试验目的不是观察药物的临床疗效,而是药物的毒副作用和人体耐受性,因此受试对象一般选择健康受试者。如毒性较大或耐受性在正常人与患者间差异较大的药物,可以选择心肝肾等常规检查基本正常的相应适应证的轻型患者。如具有潜在毒性的药物,出于伦理学的考虑,一般直接以患者为受试对象。人体药代动力学试验:中药有效成分制剂需进行人体药代动力学试验,中药有效部位制剂,鼓励进行人体药代动力学试验。Ⅰ期临床试验应为后续的临床试验提供可供选择的安全性范围,后续的临床试验剂量一般应低于Ⅰ期最高剂量。根据Ⅰ期所获得的人体耐受性试验结果及药代动力学等研究结果评估对受试者的安全性风险,如评估结果支持后续的临床试验,Ⅰ期临床试验应为Ⅱ期早期临床试验提供推荐的剂量和临床给药方案、安全性指标等。

2.Ⅱ期临床试验

Ⅱ期临床试验目的在于初步评价药物对目标适应证患者的治疗作用和安全性,也包括为Ⅲ期临床试验研究设计和给药剂量方案的确定提供依据。此阶段的研究设计可以根据具体的研究目的,采用多种形式,包括随机盲法对照临床试验。

Ⅱ期临床试验通常是以有效性为试验目的的探索性试验阶段,以初步评价药物对目标适应证患者的治疗作用和安全性,并为Ⅲ期临床试验方案确定给药剂量和给药方案等。Ⅱ期临床试验也是进行药物初步风险/效益评估的试验阶段。Ⅱ期作为探索性试验,可以采用多种设计方法,如同期对照和自身对照或开放试验、三臂试验设计(阳性药、安慰剂、试验药)、剂量-效应关系的研究等。Ⅱ期可以进行多个临床试验,探索目标适应证下不同的疾病者群,给药剂量、给药次数、疗程及观察时点。有效性指标可以选择公认的终点指标或替代指标,也可以根据试验目的选择其他合适的指标。需加强对Ⅱ期临床试验结果的评估:包括有效性指标的敏感度、疗效评价标准是否可行、剂量是否足够、疗程是否合理、观察时点是否需修订、安全性指标是否足够以及各试验中心一致性等问题。当确定Ⅱ期临床试验结束时,应进行风险/效益评估,确定是否具有继续研发价值。Ⅱ期临床试验结果应该能够为确证性的Ⅲ期临床试验推荐合理的临床定位、拟用于治疗适应证的分型、分期、病情情况等,以此确定Ⅲ期试验适宜的纳入疾病者群、对照组的选择、主要疗效指标、足够的安全性指标、给药剂量、给药方法、疗程、有效性及安全性适宜的观察时点,以及为保证多中心一致性所建立的相应质量控制措施等。

3.Ⅲ期临床试验

Ⅲ期临床试验目的是进一步验证药物对目标适应证患者的治疗作用和安全性,评价利益与风险关系,最终为药物注册申请的审查提供充分的依据,属于治疗作用确证阶段。需通过临床试验证明目标适应证患者是安全有效的,其受益大于风险,为药物注册申请提供充分的依据,也是上市说明书的重要依据。

Ⅲ期临床试验一般应为具有足够样本量的随机盲法对照试验。Ⅲ期临床试验也可以进行量-效关系的研究,同时也可以根据药物特点、适应证人群的具体情况,进行药物相互作用等的研究。Ⅲ期临床试验主要疗效指标应选择公认的终点指标或替代指标。主要疗效指标和次要疗效指标的有效性结果之间需进行分析解释与说明。为加强临床试验质量控制,主要疗效指标或疗效评价的关键内容,如有必要可采用第三方统一进行评价。Ⅲ期临床试验需根据适应证、疗程、给药途径、已知毒性靶器官、中医理论和既往临床应用情况等设计全面、敏感的安全性指标,并有足够的暴露时间及病例数以评价其安全性。用于长期治疗不危及生命疾病的药物(如连续治疗 6 个月或以上,或者间断治疗的累计时间>6个月),暴露 6 个月的受试者需要 300～600 名,暴露 1 年的受试者需要100 名。药物延长的暴露试验可以从Ⅲ期临床试验开始。Ⅲ期临床试验结束时需明确:目标适应证、所纳入的疾病者群、主要疗效指标、给药途径、用法用量及疗程、足够支持注册申请的安全性信息,并针对有效性安全性数据进行全面的风险/效益的评估。

4.Ⅳ期临床试验

Ⅳ期临床试验为新药上市后应用研究阶段。其目的是考察在广泛使用条件下的药物的疗效和不良反应,评价在普通或者特殊人群中使用的利益与风险关系以及改进给药剂量等。国际上少数国家把这种上市后研究称为"ⅢB 期临床试验"。

《药品注册管理办法》规定Ⅳ期临床试验的病例数应当符合临床试验的目的和相关统计学的要求,并且不得少于该办法规定的最低临床试验病例数(Ⅳ期为2 000 例)。罕见病、特殊病种及其他情况,要求减少临床试验病例数或者免做临床试验的,必须得到国家市场监督管理总局审查批准,而避孕药物应当充分考虑该类药品的可变因素,完成足够样本量的研究工作。庞大的病例数是因为Ⅳ期临床试验其主要指标为发生率比较低或与对照组比较接近的终点事件(如死亡),只有增加样本量才能得到阳性结果,从而弥补上市前试验组与对照组的显著性差异不大的问题。

（三）中药新药临床试验相关要求

1.关于中医证候的观察与疗效评价

中医证候的观察和疗效评价是中药新药临床评价的重要内容，鼓励采用公认的最新证候研究成果评价中药新药的证候疗效。中药有效成分、有效部位制剂需进行中医证候早期探索性研究，尽量在Ⅱ期临床试验结束之前完成，需采取最新、公认的中医证候研究设计方法，早期中医证候的探索性研究结果将为Ⅲ期中医证候的确证性研究提供依据。如临床试验结果证明不具备中医临床辨证治疗特色，则应在后期的探索性试验及确证性试验中按天然药物进行临床研究。中药复方制剂需针对预先拟定的中医证候进行验证，并应"方证相应"。中医证候可以采用与疾病相关的症状、体征或综合征进行疗效评价，应具有临床价值。疗效可以采用减分率按二分类资料进行统计比较分析，减分率建议根据适应证和临床实际治疗情况预先设定具有临床价值的界值。

2.关于剂量-效应关系研究

中药有效成分和有效部位制剂需进行剂量-效应关系的研究。中药复方制剂如拟定的剂量缺乏依据，一般也应进行剂量-效应关系研究。

3.关于安全性研究

中药新药临床试验不良事件记录建议使用标准编码/字典。与药物相关的肝毒性、肾毒性、心脏毒性等研究需符合相关脏器损伤的安全性评价要求。眼用制剂、皮肤外用给药、肠道给药制剂、注射剂等安全性研究需结合给药途径和剂型特点关注评价要点。

4.关于临床试验安慰剂的制作

安慰剂的制作应保证临床试验对盲法的要求。在申请生产时需将安慰剂制作方法、相关研究资料等纳入临床试验总结报告附件中，并提供临床试验用试验药物和安慰剂样品。

（四）中药新药临床试验伦理学要求

药物临床试验应遵循两大基本原则：研究的科学性和伦理的合理性。根据《药物临床试验伦理审查工作指导原则》伦理委员会对药物临床试验项目的科学性、伦理合理性进行审查，旨在保证受试者尊严、安全和权益，促进药物临床试验科学、健康地发展，增强公众对药物临床试验的信任和支持。

伦理委员会应由多学科背景的人员组成，包括从事医药相关专业人员、非医药专业人员、法律专家,以及独立于研究/试验单位之外的人员,至少5人,且性别均衡。确保伦理委员有资格和经验共同对试验的科学性及伦理合理性进行审阅和评估。伦理委员会的组成和工作不应受任何参与试验者的影响。

伦理审查的主要内容:研究方案的设计与实施、试验的风险与受益、受试者的招募、知情同意书告知的信息、知情同意的过程、受试者的医疗和保护、隐私和保密、涉及弱势群体的研究。伦理审查会议应特别关注试验的科学性、安全性、公平性、受试者保护、知情同意文书及知情同意过程、利益冲突等问题。

参考文献

[1] 袁婧玮.冠心病与急性心肌梗死疾病诊疗技术[M].北京:化学工业出版社,2020.

[2] 罗松.四象脉诊[M].北京:中医古籍出版社,2019.

[3] 路志正.路志正医学丛书 路志正中医心病学[M].北京:人民卫生出版社,2022.

[4] 王阶.实用心血管病证中西医治疗学[M].北京:人民卫生出版社,2019.

[5] 李海霞.中医心血管科医师处方手册[M].郑州:河南科学技术出版社,2021.

[6] 杜廷海,牛琳琳.中西医结合外治心脏病学[M].郑州:河南科学技术出版社,2019.

[7] 何念善,李凯,艾尔法提·艾麦尔.心病论[M].北京:中国中医药出版社,2022.

[8] 何清邻.现代中医临床[M].长春:吉林科学技术出版社,2019.

[9] 贾如意,徐慧,冯晓敬.中西医结合冠心病诊疗学[M].济南:山东大学出版社,2021.

[10] 李娜.高血压病中西医研究[M].长春:吉林科学技术出版社,2019.

[11] 陈碧华,王青青,牟红安.心脏康复手册[M].上海:复旦大学出版社,2021.

[12] 胡广芹,张晓天.中医健康管理[M].北京:中国中医药出版社,2019.

[13] 贾如意,冯晓敬,姚建明.中西医结合心力衰竭诊疗学[M].北京:科学技术文献出版社,2022.

[14] 周素贞.现代疾病中医特色诊疗学[M].开封:河南大学出版社,2021.

[15] 关新民,郑承红,叶雪明.领悟中医藏象 从现代医学角度[M].武汉:华中科技大学出版社,2019.

[16] 庞国明,翟玉民,马宇鹏.心系疾病中医特色外治307法[M].北京:中国医

药科技出版社,2021.

[17] 付艳红,冷宏伟,莫嵘.中西医结合内科学[M].长春:吉林科学技术出版社,2019.

[18] 冯素芳,王强虎.冠心病中医治疗与调养[M].北京:科学普及出版社,2021.

[19] 倪青,钱秋海,钱卫斌.代谢综合征中医诊断与治疗[M].北京:科学技术文献出版社,2019.

[20] 楚瑞阁.现代中医基础与临床实践[M].开封:河南大学出版社,2019.

[21] 倪青.糖尿病心脏病中医诊断与治疗[M].北京:科学技术文献出版社,2019.

[22] 杨海燕,金艳蓉,李军.常见心血管病中医证型及体质研究进展[M].昆明:云南科技出版社,2020.

[23] 吕志达.现代中西医结合心血管内科诊疗[M].北京:科学技术文献出版社,2020.

[24] 马兰,武小薇.冠心病诊疗与康复[M].北京:科学出版社,2021.

[25] 刘西花,李晓旭,刘姣姣.心肺康复[M].济南:山东科学技术出版社,2019.

[26] 倪青,王祥生.实用现代中医内科学[M].北京:中国科学技术出版社,2019.

[27] 张晶,陈涛,林美萍.中西医结合心血管病临床诊疗[M].长春:吉林科学技术出版社,2019.

[28] 贾钰华,周迎春.常见心血管病的中西医结合防治[M].北京:中国中医药出版社,2019.

[29] 杜革术.新编针灸推拿与康复[M].长春:吉林科学技术出版社,2019.

[30] 程爵棠,程功文.心系病证治妙方[M].郑州:河南科学技术出版社,2020.

[31] 张海涛,康巧,尹璐,等.实用临床中医诊疗方法与研究[M].北京:中国纺织出版社,2019.

[32] 马腾,杨继,田昕彤,等.心血管风险预警模型研究进展及冠心病合并糖尿病病证结合风险预警模型的构建设想[J].中国医药,2022,17(12):1888-1892.

[33] 李栋梁,张业,任振杰.参芪地黄汤平调阴阳论治气阴两虚型代谢综合征[J].光明中医,2023,38(3):531-534.

[34] 李嘉茵,赵钢.心肾综合征的中西医临床研究进展[J].中国医学创新,2023,20(1):169-173.

[35] 石锐,邓悦,于克英,等.中医通用处方在心血管病中的应用[J].中西医结合心脑血管病杂志,2022,20(20):3816-3818.